金匮要略

白话解

主审　翟双庆

主编　刘丹彤　张小勇

中国健康传媒集团

中国医药科技出版社

内 容 提 要

　　《金匮要略》为汉代张仲景所著，是一部理论与实践相结合的中医经典著作。本书以元代邓珍仿宋代刻本为底本进行白话解。全书共二十五篇，每篇前有"提要"，概括全篇的大体内容，简单介绍所涉及的病证；"提要"后录有原文，并对原文逐条进行"白话解"；又根据原文的具体情况加有"注释"，或在白话解中用"（ ）"对较难理解的内容进行解释。

　　本书既保持了宋本《金匮要略》的原貌，又融入了现代《金匮要略》文献研究成果，是想要了解或想要自学《金匮要略》的中医爱好者及初学者的重要参考书籍。

图书在版编目（CIP）数据

　　金匮要略白话解／刘丹彤，张小勇主编.—北京：中国医药科技出版社，2016.9

　　ISBN 978-7-5067-7846-6

　　Ⅰ.①金… Ⅱ.①刘…②张… Ⅲ.①《金匮要略方论》-注释②《金匮要略方论》-译文 Ⅳ.①R222.32

　　中国版本图书馆 CIP 数据核字（2015）第 245240 号

美术编辑　陈君杞
版式设计　郭小平
文字统筹　赵士奎

出版　**中国健康传媒集团**｜中国医药科技出版社
地址　北京市海淀区文慧园北路甲 22 号
邮编　100082
电话　发行：010-62227427　邮购：010-62236938
网址　www.cmstp.com
规格　880×1230mm $\frac{1}{32}$
印张　10 $\frac{5}{8}$
字数　240 千字
版次　2016 年 9 月第 1 版
印次　2022 年 9 月第 4 次印刷
印刷　三河市百盛印装有限公司
经销　全国各地新华书店
书号　ISBN 978-7-5067-7846-6
定价　**29.00 元**

获取新书信息、投稿、为图书纠错，请扫码联系我们。

编 委 会

编写说明

　　《金匮要略》是我国东汉时期著名医家张仲景所著《伤寒杂病论》的杂病部分，与《伤寒论》是姊妹篇，也是我国现存最早的一部论治杂病的专著。由于其融理论与临床为一体，创立了理、法、方、药悉备的辨病与辨证相结合的杂病诊疗体系，为后世中医临床医学的发展奠定了坚实的基础，产生了深远的影响，因此古今医家对本书推崇备至，赞誉其为方书之祖、医方之经、治疗杂病的典范，也被后世公认为中医学的四大经典著作之一。

　　张仲景，名机，字仲景，东汉南阳郡（今河南省南阳市）人，约于公元150～219年在世。据记载，张仲景曾官至长沙太守，年少时求学于同郡名医张伯祖，并最终成为一代名医，被后世医家尊为医圣。

　　《伤寒杂病论》成书于东汉末年（公元200～219年），由于当时封建割据，战乱纷纭，民不聊生，疾疫大行，张仲景的家人屡屡患病，死亡者甚众。于是张仲景潜心精研医术，立志著书活人，总结继承了秦汉以前的医学成就，广泛采集各家之长，结合个人平脉辨证的丰富经验，最终完成了这部不朽之作。

　　《伤寒杂病论》成书不久就在战乱中散佚了。西晋太医令王叔和只搜集整理到了《伤寒杂病论》中的伤寒部分，使《伤寒论》重现于世，而杂病部分只散见于《脉经》《备急千金要方》《外台秘要》《诸病源候论》等医书中。直到北宋仁宗年间，翰林学士王洙在翰林院所收存的残破旧书中发现了三卷本的《伤寒杂病论》——《金匮玉函要略方》。这本书上卷论伤寒，中卷论杂病，下卷记载方剂和诊治妇科疾病的内容。于是王洙将这部书传抄了出去，"常以对方证对者，施之于人，其效若神"。但由于《金匮玉函要略方》是节略本，其文"或有证而无方，或有方而无证"，因此存在"救疾治病，其有未备"的缺点。于是宋代校订医书局林亿、孙奇等人重新整理校订此书时，删除了已有流行并编次较为完整的《伤寒论》的部分，将中、下卷内容编辑整理，尤其将所载方剂移列于原文病证之下，"使仓促之际，便于捡用"，遂编成上中下三卷。此外，还采集各家方书中转载仲景治疗杂病的经方等，分类附于每篇之末，"以广其法"。校订之后，书名定为《金匮方论》，也就是后世通行的《金匮要略方论》，亦称《金匮要略》，简称《金匮》。与《伤寒论》相似，《金匮要略》流传至今也有多个版本，但以元代邓真的复刻版最为流行。

《金匮要略》，"金匮"指的是藏放古代帝王圣训和极其重要珍贵实物的保险柜。如《汉书·高帝纪》："与功臣剖符作书，丹书铁契，金匮石室，藏之宗庙。"古人为了表示某种文献的珍贵和重要，以引起人们的重视，就专门用"金匮""石室"命名。"要略"有简明扼要之意，如汉代高诱题解《淮南子·要略》时写道："作鸿烈之书二十篇，略数其要，明其所指，序其微妙，论其大体，故曰'要略'。"将诊治疾病比作军家作战，战有战略战术，治有治略治法，握其大要，明其治略，方能诊治不误。所以"金匮要略"就是指非常重要的、讲述用药用方策略的书。

《金匮要略》成书至今已有近2000年，其文字古奥，流传中又经历了散佚、整理、传抄、校正等，本就出自残卷，又是节略本，因此多有错简、遗漏或讹传，为了更好地古为今用，对它进行系统的整理，是十分必要的，为此我们进行了系统的白话解。全书按照原著二十五篇的顺序，进行了简明的题解、提要、注释和白话解，以帮助读者理解其核心要义。

在编写过程中，有一些情况需要特别说明。

（1）药物的计量单位，在白话解中仍然保留了原文中的"两""合""方寸匕""钱匕"等。因为汉代的"两"与现代的"克"之间的折算关系历来争议较大，故本书未做"两"与"克"的折算，其他剂量单位亦保留原貌。

（2）汉代的药物剂量单位的有重量和容积两种。

重量单位包括铢、两、斤、钧、石。其中1200个黍重12铢，24铢是1两，16两是1斤，30斤是1钧，4钧是1石。容积单位包括：合、升、斗、石，其中10合是1升，10升是1斗，10斗是1石（dàn，音同旦）。另有称取散剂的方寸匕和钱匕。方寸匕，形状如刀匕，大小为古代一寸见方，用方寸匕舀取散剂，以不洒落为度。钱匕用汉代的大钱舀取散剂，以不洒落为度。

（3）原文一些方剂中的计量单位并非仲景时期所用，比如防己黄芪汤中"黄芪一两一分"的"分"，多认为是后世补入的，在此统一说明。

（4）《金匮要略》原文中有较多的小字部分，这部分内容多为林亿等重新整理校订时根据收录了该条原文的其他医书中的记载进行的批注，小字部分内容与原文多有相悖，亦常有解释不通之处，故本书保留了小字部分文字，只做简单翻译，未做详细解释。

编者
2016 年 6 月

目 录

金匮要略方论序

[原文]

张仲景为《伤寒杂病论》合十六卷，今世但传《伤寒论》十卷，杂病未见其书，或于诸家方中载其一二矣。翰林学士^①王洙在馆阁日，于蠹简中得仲景《金匮玉函要略方》三卷：上则辨伤寒，中则论杂病，下则载其方，并疗妇人。乃录而传之士流，才数家耳。尝以对方证对者，施之于人，其效若神。然而或有证而无方，或有方而无证，救疾治病其有未备。国家诏儒臣校正医书，臣奇先校定《伤寒论》，次校定《金匮玉函经》。今又校成此书，仍以逐方次于证候之下，使仓卒之际，便于检用也。又采散在诸家之方，附于逐篇之末，以广其法。以其伤寒文多节略，故所自杂病以下，终于饮食禁忌，凡二十五篇，除重复合二百六十二方，勒成上、中、下三卷，依旧名曰《金匮方论》。臣奇尝读《魏志·华佗传》云："出书一卷曰，此书可以活人"。每观华佗凡所疗病，多尚奇怪，不合圣人之经。臣奇谓活人者，必仲景之书也。

大哉！炎农圣法，属我盛旦，恭惟主上，丕承大统，抚育元元，颁行方书，拯济疾苦，使和气盈溢，而万物莫不尽和矣。

太子右赞善大夫^②臣高保衡

尚书都官员外郎^③臣孙奇

尚书司封郎中^③充秘阁校理^④臣林亿等传上

[注释]

①翰林学士：官名，为皇帝的机要秘书，承命撰拟有关任免将相和册后、立太子等事的文告。

②太子右赞善大夫：官名，负责辅导太子。

③尚书都官员外郎：官名，刑部十八司员外郎中负责主管文书的官员。

④尚书司封郎中：官名，吏部中负责执掌官印、叙赠、承袭之事的五品官。

⑤秘阁校理：文渊阁阁职名，负责撰集文章、校理经籍。

[白话解]

张仲景写的《伤寒杂病论》一共有十六卷，但现在世上只流传着《伤寒论》十卷，杂病的部分已经失传，或者只在其他医家的方书中记载了《伤寒杂病论》治疗杂病的一二个方子。翰林学士王洙在翰林院所存的已经被虫蛀了的竹简中发现了《金匮玉函要略方》三卷：上卷记载的是伤寒的诊治方法，中卷记载的是杂病的诊治方法，下卷记载的是上卷和中卷用到的方剂，以及妇科病的诊治方法。于是王洙把《金匮玉函要略方》抄录了下来，并在文士之间传抄，流传范围并不广泛。这些文士中有人将书中所记载的病证与患者的情况一致的方剂用来给人治病，效果超群。然而这本书中有的方证是记载了证候、症状却没有给出治疗方剂，有的方证是有给出了治疗方剂却没有记载证候、症状，临床用于治病救人还不够完善。国家召集了有学识的大臣校订医书，我孙奇先参与校订了《伤寒论》，接着又校订了《金匮玉函经》。现在又来校订这本书，体例上仍然延用了把每首方剂列在相应证候下面的格式，便于在紧急情况下使用。又另外搜集了散见于各家医书中的医方，附在各篇的后面，用来扩充仲景的治疗手段。

· 2 ·

由于书中引用的《伤寒论》中的条文大多比较简略，所以只取从杂病开始，到饮食禁忌为止的部分，总共二十五篇，除去重复的内容，一共有二百六十二首方剂，编成上、中、下三卷，依然叫《金匮方论》。我曾经读过《魏志·华佗传》，其中写道："华佗拿出一卷书说，这本书可以用来治病救人。"然而我在看华佗治病的医案时，觉得华佗治病的方法都很奇怪，似乎不符合先贤经典中的论述。我认为可以用来治病救人的书应当是仲景的著作。

多么的伟大啊！炎帝、神农时的智慧传承到了我们这个繁荣昌盛的时代。敬贺皇上继承大统，抚养教育百姓，颁布发行方书，救济人民疾苦，使祥和之气充盈满溢，这样天下万物都能和乐安详。

太子右赞善大夫臣高保衡
尚书都官员外郎臣孙奇
尚书司封郎中兼任秘阁校理臣林亿
等人呈献给皇上

脏腑经络先后病脉证第一
论十三首　脉证二条

[题解]

本篇主要论述人体脏腑经络先后发病的病因病机及临床表现，在全书中具有纲领性的意义。

[原文]

（1）问曰：上工①治未病②，何也？师曰：夫治未病者，见肝之病，知肝传脾，当先实脾③，四季脾王④不受邪，即勿补之。中工⑤不晓相传，见肝之病，不解实脾，惟治肝也。

夫肝之病，补用酸，助用焦苦，益用甘味之药调之。酸入肝，焦苦入心，甘入脾。脾能伤肾⑥，肾气微弱，则水不行；水不行，则心火气盛，心火气盛，则伤肺，肺被伤，则金气不行；金气不行，则肝气盛。故实脾，则肝自愈。此治肝补脾之要妙也⑦。肝虚则用此法，实则不在用之。

经⑧曰：虚虚实实⑨，补不足，损有余，是其义也。余脏准此。

[注释]

①上工：指最高明的医生。《周礼·天官·医师》："岁终则稽其医事，以制其食，十全为上"；《灵枢·邪气脏腑病形》："上

工十全九"；《难经·十三难》："经言知一为下工，知二为中工，知三为上工"。上工即精通医理，医术精湛的医生。

②未病：指还没有出现病变，但有可能通过病邪的传变而发生病变的脏腑。

③实脾：指调理补养脾胃。

④四季脾王：王，通"旺"。《素问·太阴阳明论》："脾者土也，治中央，常以四时长四脏，各十八日寄治，不得独主于时也"。在中医理论中，五脏与四季有对应关系。其中春季（农历一、二、三月）属肝，夏季（农历四、五、六月）属心，秋季（农历七、八、九月）属肺，冬季（农历十、十一、十二月）属肾，而每个季节的最后18天都属于脾。在每个脏腑所对应的季节里，该脏腑的正气就比较充盛。所以四季脾旺的意思就是，在农历三、六、九、十二各月月末的18天里，脾气比较充盛。

⑤中工：指水平略低于上工的医生。《难经·十三难》："经言知一为下工，知二为中工，知三为上工"，《灵枢·邪气脏腑病形》："中工者十全七"。

⑥脾能伤肾：伤，有制约、抑制之义。《说文解字·人部》段玉裁注："《山海经》谓：木束为伤。"脾能伤肾，是指脾土能够制约肾水之气，使肾水不会太过旺盛。

⑦酸入肝……此治肝补脾之妙也：这十七句话，历代注家的意见并不一致，其中以《医宗金鉴》为代表的观点认为，这是从五脏整体观出发表明用药的复杂性；而以尤怡的《金匮要略心典》为代表的观点则认为，这是后人做的注释，应当从原文里去掉。

⑧经：指仲景时代之前的医学经典，具体是何书，不能确定。

⑨虚虚实实：第一个"虚"和"实"字为使动用法，是使之

· 5 ·

虚，使之实的意思。《素问·五常政大论》中记载："勿盛盛，勿虚虚"；赵以德《金匮方论衍义》中写作"毋虚虚，毋实实"。此处可能有脱简，应当理解为不能使虚证更虚，不能使实证更实，也就是不要损伤正气虚弱的脏腑，也不要补益邪气盛实的脏腑。或者也有日本医家将其解释为："所有虚证，所有实证"，亦可。

[白话解]

提问：听说最高明的医生能够治未病，这是什么意思呢？老师回答说：所谓治未病，以肝的实证为例，就是临床上见到了肝的实证，知道它可能会往脾传变，因此在治疗的过程中注意调理补养脾脏。但如果在四季的最后18天，脾气比较旺盛的时候，不容易受到病邪的侵袭，就不需要补脾脏了。中等水平的医生不知道这种疾病传变的规律，见到肝的实证，不懂得去调补脾脏，只是一味地治疗肝的病变。

如果是肝虚证的患者，应当用酸味的药物予以补益，用焦苦味的药物予以辅助，再用甘味的药物加以调理。酸味的药物是入肝脏的（中医理论中，五脏与五味具有对应关系，其中酸属肝，苦属心，甘属脾，辛属肺，咸属肾。五味能够调补其相对应的脏腑），焦苦味的药物是入心脏的，甘味的药物是入脾脏的。脾气旺盛了就能够抑制肾气（使肾气不会太过旺盛），肾气比较平和则了水就不会太过强盛（此处的水指代肾水。中医理论中，五脏与五行具有对应关系，其中肝属木，心属火，脾属土，肺属金，肾属水。这种五脏与五行的对应关系，与各脏腑本身的生理功能有密切联系。可以通过五行的相生相克关系推演出五脏功能之间的相生相克关系），肾水不会太旺（就不会过度的克伐心火），心火就会比较旺盛，心火旺盛则会制约肺金，肺金受到制约，肺的功能就不会太过强盛，肺的功能比较平和，肺金对肝木的过度克制就会减弱（当肝虚的时候，与肝木有相克关系的肺金可能趁虚更多的克伐肝木，使肝木更虚，这种情况在中医五行理论中称为"乘"。），肝气就能够逐渐旺盛起来。（在这段文字中，仲景用一连串的五行相克理论，即木克土，土克水，水克火，火克金，金克木的规律，解释了用补脾的方法能够治疗肝虚证的原因。这种方法在临床上并不多见，更多的是直接补肝，或者通过补肝的母脏——肾、肝的子脏——心，来达到补肝的作用。仲景在这里用了这么多笔墨来解释补脾以补肝的道理，是为了给读者提供多一条治疗思路，是他"详于特殊而略于一般"写作手法的体现。）因此通过调补脾气就能够达到治疗肝虚证的目的。这就是治疗肝虚病证时采用补脾方法的奥妙之处。对于肝的虚证可以使用这种方法，但如果是肝的实证，就不能用了。

正如医经上所说：不要损伤正气虚弱的脏腑，不要补益邪气盛实的脏腑。而应当用补法治疗正气不足的虚证，用泻法治疗邪气盛实的实证。这就是经文中所说的道理。（前面是以肝病为例，）其他脏腑也可以按这个方法来治疗。

[原文]

（2）夫人禀五常①，因风气②而生长，风气虽能生万物，亦能害万物，如水能浮舟，亦能覆舟。若五脏元真③通畅，人即安和。客气邪风④，中人多死。千般疢难⑤，不越三条：一者，经络受邪，入脏腑，为内所因也；二者，四肢九窍，血脉相传，壅塞不通，为外皮肤所中也；三者，房室、金刃、虫兽所伤。以此详之，病由都尽。

若人能养慎⑥，不令邪风干忤经络，适⑦中经络，未流传脏腑，即医治之。四肢才觉重滞，即导引⑧、吐纳⑨、针灸、膏摩⑩，勿令九窍闭塞；更能无犯王法、禽兽、灾伤，房室勿令竭乏，服食节其冷、热、苦、酸、辛、甘，不遗形体有衰，病则无由入其腠理。腠者，是三焦通会元真之处，为血气所注；理者，是皮肤脏腑之纹理也。

[注释]

①人禀五常：禀，感受。五常，即五行，也泛指五行所对应的自然界气的运行规律。

②风气：泛指自然界的气候。

③元真：指元气或真气。

④客气邪风：外来曰客，不正曰邪。客气邪风泛指容易致病的不正常气候。

⑤疢（chèn，音同衬）难：疢，病。疢难，即疾病。

⑥养慎：即慎养，慎于养生，内养正气，外慎风寒。

⑦适：才，刚刚。

⑧导引：是古代活动肢体的一种养生方法。《一切经音义》记载："凡人自摩自捏，伸缩手足，除劳去烦，名为导引。（普通人自己摩擦身体、揉按身体，屈伸手脚，以达到消除疲劳、烦躁等的方法，就叫作导引。）"

⑨吐纳：是通过调整呼吸而达到养生目的的一种方法。从口吐出浊气，从鼻吸入清气。

⑩膏摩：是将药膏涂在一定部位并用手揉摩的一种治疗方法。类似我们现在的按摩。

[白话解]

人感受五行之气，在自然界的气候变化中生长，自然气候虽然能够滋养化生世间万物，但有时候也会对万物有所损害。就像水能够把船托起来，也能够使船倾覆一样。如果人体脏腑气血充实，通畅平和，人体就是健康的。如果外界不正常的气候侵袭人体，就会引起各种疾病，甚至死亡。世间各种疾病，归纳起来可分为三类：一是经络受到外界邪气侵犯，向内传变至脏腑，这是外邪向内侵入的情况；二是外界的邪气留滞在四肢九窍之中，引起血脉运行不畅，经络壅塞不通，这是外邪侵犯肌表的情况；三是房事过度、刀剑金刃创伤和虫兽咬伤等情况。从这三方面来考察世间的各种疾病，所有疾病的病因就都包含在内了。

如果人能够在内养护自身的正气，在外慎避自然界的邪气，不让邪气侵犯人体的经络（经络在这里指代体表），如果邪气刚刚侵犯经络，但没有来得及内传至脏腑，就应该及时进行治疗。在肢体刚出现沉重不适的感觉时，就应采用导引、吐纳、针灸、膏摩等方法（这些方法属于物理疗法，相对于药物而言，更适合治疗比较轻浅的病证），避免邪气闭塞九窍（九窍闭塞后，邪气没有离开人体的出路，容易留邪于内）；更不要触犯法律，还要避免虫兽及自然灾害的伤害，房事不要过度，以免耗伤精气，穿衣饮食注意冷暖适宜，避免五味的过度摄入，不使身体有虚损的部位，病邪就没有机会侵犯人体。腠是指三焦运行交会元真之气的地方，是周身气血灌注的汇通；理是指人体皮肤以及内部脏腑的纹理。

[原文]

（3）问曰：患者有气色见①于面部，愿闻其说。师曰：鼻头色青，腹中痛，苦冷者死—云腹中冷，苦痛者死。鼻头色微黑者，有水气②；色黄者，胸上有寒；色白者，亡血也。设微赤非时③者死；其目正圆者，痉，不治。又色青为痛，色黑为劳，色赤为风，色黄者便难，色鲜明者有留饮④。

[注释]

①见：同现，指显现出来。

②水气：病名，指体内有水液停留而发为水肿的疾病。详见水气病篇。

③非时：此处指患者所显现的面色与四季所对应的面色不符。

④留饮：病名，是痰饮病发展过程中的一个阶段，是饮邪内留，日久不去，病情深痼。详见痰饮咳嗽病篇。

[白话解]

提问：患者会有相应的气色显现于面部，想要听听这种说法的具体情况。老师回答说：如果鼻头颜色发青，提示腹中疼痛，如果还兼有怕冷严重的患者预后比较凶险另一个版本写作"腹中冷，苦痛者死"。鼻头颜色稍微发黑的患者，体内有水液的停滞；面部出现黄色的患者，胸中有寒邪停滞；面色苍白的患者，有大失血。如果大失血的患者面部却出现了不正常的微微发红，又不是在炎热的夏季，即面色与时令不符，病情比较凶险；两眼圆睁，眼球不能转动的患者患的是痉病，预后不太好。还有，面色发青多为痛证，面色发黑多为虚劳病，面色发红多为风热，面色发黄的患者多有便秘的症状，面部浮肿发亮，眉目分明的患者多为体内有留饮停居。

[原文]

（4）师曰：患者语声寂然①，喜惊呼者，骨节间病；语声喑喑然不彻②者，心膈间病；语声啾啾然③细而长者，头中病一作痛。

[注释]

①语声寂然：指患者安静无语。

②喑喑然不彻：指说话声低微而不清澈。

③啾啾然：指声音细小而长，像小鸟的叫声。

［白话解］

老师说：患者平时安静无语，但有时会突然发出一声惊呼，多是关节方面的病变（因为有关节方面病证的患者多数时候会寻找让自己舒服的姿势，称为被动体位，所以平时安静无语，但偶尔由于一些原因改变了姿势，引起了关节部位的疼痛，所以会突然惊呼一声）；患者说话的声音低微而不清澈，多是心胸中有实邪阻滞（因为有形实邪阻滞在心胸中，影响了胸腔共鸣，所以说话声音比较闷）；患者说话声音细小而长，像小鸟叫一样，多是头痛病（因为如果说话声音大了，震动头部，头会更痛，所以只能以细小而长的声音说话）另一个版本写作"痛"。

［原文］

（5）师曰：息摇肩①者，心中坚②；息引胸中上气者，咳；息张口短气者，肺痿③唾沫。

［注释］

①息摇肩：呼吸时需要两肩上耸来帮助呼吸。

②心中坚：此处指胸中坚满，多为实邪阻滞。

③肺痿：病名，详见本书肺痿肺痈咳嗽上气病篇。

［白话解］

老师说：呼吸时伴有两肩上耸的患者，多为胸中有痰浊水饮等实邪壅塞；呼吸时引动胸中之气上冲的患者，常表现为咳嗽；张口呼吸、气短的患者，多是患有肺痿，有口吐涎沫的症状。

［原文］

（6）师曰：吸而微数，其病在中焦，实也，当下之即愈，虚者不治。在上焦者，其吸促^①，在下焦者，其吸远^②，此皆难治。呼吸动摇振振者，不治。

[注释]

①吸促：指吸气短浅急促。

②吸远：指吸气深长困难。

[白话解]

老师说：吸气稍微有点儿急促的患者，病变多在中焦（由于中焦实邪阻滞，影响了肺气的通降，因此吸气稍微急促），并且是中焦的实证，应该采用攻下的方法治疗就能痊愈，但如果是体质虚弱的患者，就比较难治。病位在上焦的患者，他的吸气应该是浅短而快速的（肺气虚，吸气无力）；病位在下焦的患者，他的吸气应该是深长而困难的（肾气虚，吸气无权），这两种都是比较难治的病证。如果吸气时还伴有全身的摇动（说明肺气大虚，必须用尽全身的力气才能吸一口气），则更加难以治愈。

[原文]

（7）师曰：寸口^①脉动者，因其王时^②而动，假令肝旺色青，四时各随其色^③。肝色青而反白，非其时色脉，皆当病。

[注释]

①寸口：仲景的寸口脉有两个含义，如果单提寸口，或与跌阳、少阳等同提，多指寸关尺三部脉的总和，如果与关上、尺中同提，多指寸脉。

②王时：王，通旺。王时即当令之时。

③四时各随其色：即春色青、夏色赤、秋色白、冬色黑。

老师说：寸口脉的搏动是随着五脏所主季节的不同而有所变化的，比如肝旺于春季，肝色青，所以春季多见面色发青，其他各脏也有这样的规律。如果在肝所主的春季，面色不发青，反而显现为肺所主的白色，这是面色、脉象与季节不对应，都是疾病的征象。

[原文]

（8）问曰：有未至而至①，有至而不至，有至而不去，有至而太过，何谓也? 师曰：冬至②之后，甲子③夜半少阳起④，少阴之时，阳始生，天得温和。以未得甲子，天因温和，此为末至而至也；以得甲子，而天未温和，为至而不至也；以得甲子，而天大寒不解，此为至而不去也；以得甲子，而天温如盛夏五六月时，此为至而太过也。

[注释]

①未至而至：前一个"至"指节气到，后一个"至"指对应节气的气候到。

②冬至：二十四节气之一。

③甲子：古代用天干、地支配合起来用来计算年月日的方法。天干有十：甲、乙、丙、丁、戊、己、庚、辛、壬、癸，地支有十二：子、丑、寅、卯、辰、巳、午、未、申、酉、戌、亥。此处的甲子是指冬至之后六十日，也就是雨水节气。

④少阳起：此处指阳气初生。

[白话解]

提问：有时节气还没到却已经出现了相应的气候，有时节气已经到了，而相应的气候却还没有出现，有时节气已经到了，而前一个节气所对应的气候还没过去，有时节气到了而这个节气对应的气候却表现得太过严重。这些情况是怎么回事呢？老师回答说：冬至过后六十天是雨水节气，这一天的半夜子时少阳（也就是小阳，阳气的初生状态）开始升发，少阳升发的时候也就预示着自然界的阳气开始逐渐升发，天气应该逐渐温暖了。如果还没到雨水节气，气候就已经变得温暖了，这就是节气还没到而相应的气候已经到了；如果到了雨水节气，天气仍未变得温暖，这就是节气到了而相应的气候还没有到；如果到了雨水节气，而气候还非常寒冷，这就是节气到了而前一个节气对应的气候还没结束；如果到了雨水节气，而气候已经炎热得像盛夏五、六月份那样，这就是节气到了而对应的气候却表现得太过严重。

[原文]

（9）师曰：患者脉浮者在前^①，其病在表；浮者在后^②，其病在里，腰痛背强不能行，必短气而极^③也。

[注释]

①前：指关脉前的寸脉。

②后：指关脉后的尺脉。

③极：极，疲也，此处指短气严重。

[白话解]

老师说：患者出现浮脉，如果浮脉出现在寸脉的部位，则提示病证在表；如果浮脉出现在尺脉的部位，则提示病证在里，可见到腰酸背痛、行走不便、气短严重等症状（仲景在黄疸病篇中提到"尺脉浮为伤肾"，浮脉出现在尺部往往提示肾虚阳浮，而有一系列肾虚的症状表现）。

（10）问曰：经云"厥①阳独行"，何谓也？师曰：此为有阳无阴，故称厥阳。

[注释]

①厥：上逆。

[白话解]

提问：医经上说"厥阳独行"，是什么意思呢？老师回答说：这是指（阳气亢盛，阴虚不能收摄，导致阳气独自妄行）阳盛而阴虚，就称为厥阳。

[原文]

（11）问曰：寸脉沉大而滑，沉则为实，滑则为气，实气①相搏，血气入脏即死，入脏即愈，此为卒厥②，何谓也？师曰：唇口青，身冷，为入脏即死；如身和，汗自出，为入脏即愈。

[注释]

①实气：此处指邪气盛于气血之中。
②卒厥：卒，通猝，卒厥即突然昏倒。

[白话解]

提问：寸脉的脉象是沉大而滑的，脉沉提示血实，脉滑提示气实，血实与气实相互作用，在气在血的邪气如果深入五脏则病情凶险，浅出于腑则容易治愈，这种病叫作卒厥，这是什么样的情况呢？老师回答说：口唇发青，身体冰凉，这是邪气深入于脏的表现，病情凶险；如果身体温暖，有汗出，这是邪气浅出于腑的表现，较易治愈。

[原文]

（12）问曰：脉脱①入脏即死，入腑即愈，何谓也？师曰：非为一病，百病皆然。譬如浸淫疮②，从口起流向四肢者可治，从四肢流来入口者不可治；病在外者可治，入里者即死。

[注释]

①脉脱：指脉象沉伏难以触及，多为实邪阻遏，气血不通所致。此处是指一种古代的病名，具体症状病机尚不清楚。

②浸淫疮：为一种皮肤病，详见疮痈肠痈浸淫病篇。

[白话解]

提问：脉脱这个病，邪气深入于脏则比较危重，浅出于腑则较易治愈，这是什么意思呢？老师回答说：并不是脉脱这一种病，所有疾病都就有这样的规律。比如浸淫疮，先从口唇部出现，再发展到四肢的就较易治疗，而先从四肢出现，再蔓延到口唇部的就较为凶险；病势外出的病证较易治愈，病势深入的病证则较为难治。（浸淫疮的例子中，口相对于四肢而言，属于里；四肢相对于口而言，属于外。）

[原文]

（13）问曰：阳病①十八何谓也？师曰：头痛、项、腰、脊、臂、脚掣痛。阴病②十八，何谓也？师曰：咳、上气、喘、哕、咽、肠鸣、胀满、心痛、拘急。五脏病各有十八，合为九十病；人又有六微③，微有十八病，合为一百八病，五劳④、七伤⑤、六极⑥、妇人三十六病⑦，不在其中。

清邪居上，浊邪居下，大邪中表，小邪中里，谷饪⑧之邪，从口入者，宿食也。五邪中人，各有法度，风中于前，寒中于暮，湿伤于下，雾伤于上，风令脉浮，寒令脉急，雾伤皮腠，湿流关节，食伤脾胃，极寒伤经，极热伤络。

[注释]

①阳病：指在上、在表、在四肢、在经络的病证。

②阴病：指在下、在里、在躯干、在脏腑的病证。

③六微：指邪中于腑。

④五劳：《素问·宣明五气》及《灵枢·九针》中以久视伤血、久卧伤气、久坐伤肉、久立伤骨、久行伤筋为五劳；《千金要方》中以志劳、思劳、忧劳、心劳、疲劳为五劳。

⑤七伤：血痹虚劳病篇中以食伤、忧伤、饮伤、房室伤、饥伤、劳伤、经络营卫气伤为七伤。

⑥六极：《千金要方》中以气极、脉极、筋极、肉极、骨极、精极为六极；《诸病源候论》中以气极、血极、筋极、骨极、肌极、精极为六极。

⑦妇人三十六病：《诸病源候论》中指十二癥、九痛、七害、五伤、三痼；《金匮要略简释》中有妊娠篇十病、产后病篇九病、妇人杂病篇十七病。

⑧谷饪（rèn，音同认）：泛指饮食。

[白话解]

提问：在表的病证有十八种，分别指的是什么呢？老师回答说：包括头痛，脖子的后部、腰、脊背、手臂、脚的抽掣疼痛（这六类又可分为营病、卫病以及营卫合病，共十八种）。又提问：那么在里的病证也有十八种，又分别指的是什么呢？老师回答说：包括咳嗽、上气、气喘、打嗝、噎、肠鸣、胀满、心痛、拘急（这九类又可分为虚证和实证，共十八种）。五脏的病证，

（每脏）各有十八种，五脏合起来一共九十种病；人又有邪中于六腑的病证，每腑（又可分为气分、血分以及气血兼病）一共十八种，六腑合起来一共是一百零八种病。而五劳、七伤、六极以及妇科的三十六病又没有计算在内。

雾露之邪性质轻清，多存在于较高的位置，水湿之邪重浊，多存在于较低的位置，风邪多侵犯人体肌表，寒邪多入里伤及脏腑，饮食物形成的邪气从口腔进入人体，（损伤脾胃）就形成了宿食病。以上五邪伤及人体各有其特性和规律，风邪多在上午侵袭人体，寒邪多在傍晚侵袭人体，湿邪多侵袭人体的下部（下肢关节），雾邪多侵袭人体的上部（头面部），风邪（性质散漫）使脉象轻浮，寒邪（性质收敛）使脉象紧急，雾邪多伤及皮肤腠理，湿邪多流注关节四肢，饮食之邪容易损伤脾胃，太过寒凉容易损伤于经，太过温热容易损伤于络（因为经属阴，络属阳，寒属阴，热属阳，同气相求，所以寒伤经，热伤络）。

[原文]

（14）问曰：病有急当救里救表者，何谓也？师曰：病，医下之，续得下利清谷①不止，身体疼痛者，急当救里；后身体疼痛，清便自调②者，急当救表也。

[注释]

①清谷：清，通圊（qìng，音同庆），清谷指大便中有未消化的事物，又称完谷不化。

②清便自调：指大便恢复正常。

[白话解]

提问：治病有时需要先治疗里证，有时却需要先治疗表证，这是什么意思呢？老师回答说：如果患者本来患的是表证，医生却使用了攻下的方法，导致患者出现了不断的腹泻且完谷不化（说明苦寒攻下损伤了在里的阳气），即便此时仍有身体疼痛等表证症状存在，也应该先治疗里证（因为治疗表证应该用发汗的方法，而发汗容易更伤在里的阳气，所以要先治疗里证）。等到大便恢复正常之后（大便恢复正常说明里虚已经好了），如果还存在身体疼痛的症状，就可以治疗表证。

［原文］

（15）夫病痼疾①加以卒病②，当先治其卒病，后乃治其痼疾也。

［注释］

①痼疾：指久治不愈的疾病。

②卒病：指新近患的病程较短的疾病。

［白话解］

如果本来患有慢性难治的痼疾，近期又患上了新病的患者，应该先治疗新病，新病治愈后再继续治疗痼疾。（由于新病初得，病邪较浅，容易治疗；痼疾病程较旧，病根难除，所以先治疗新病，后治疗痼疾。）

［原文］

（16）师曰：五脏病各有所得①者愈，五脏病各有所恶②，各随其所不喜③者为病。病者素不应食，而反暴思之，必发热④也。

［注释］

①所得：指有利于病证痊愈的饮食和居处。

②所恶：指不利于病证痊愈的饮食和居处。

③不喜：与"所恶"相同。

④发热：提示病情的发展。

[白话解]

老师说：五脏的病证都有适宜病情痊愈的饮食和居处，五脏的病证也都有不利于其病情痊愈的饮食和居所。在不利于病情痊愈的饮食居住环境下，五脏病证就不容易痊愈。如果患者平时不太想吃东西，却突然特别想吃了，一定是病情有所发展了。

[原文]

（17）夫诸病在脏^①，欲攻之，当随其所得^②而攻之，如渴者，与猪苓汤。余皆仿此。

[注释]

①在脏：此处泛指在里。

②所得：指病邪的性质。

[白话解]

凡是病位在里的病证，想要治疗它，应该根据相应病邪的性质来进行治疗。例如热与水相结所导致口渴的病证，可以用猪苓汤治疗。其他病证可以此类推。

痉湿暍病脉证治第二

论一首　脉证十二条　方十一首

[题解]

本篇主要论述痉、湿、暍病的病因病机、临床表现、治疗及其预后。

痉病，外感、内伤均可导致，是以项背强急、口噤甚至角弓反张为主证的一类疾病，本篇所论以外感所致的痉病为主。

湿病，分为外湿、内湿，是以发热、身重、骨节疼痛为主证的一类疾病，本篇所论以外湿为主。

暍病，即伤暑，是以发热自汗、烦渴尿赤、少气脉虚为主证的一类疾病，不同于后世所论夏月烈日下猝然昏倒的中暑，但与《素问·刺志论》中所述"气虚身热，得之伤暑"一致。

上述三类疾病多由外邪引发，故合为一篇加以论述；且起病多有太阳表证，与外感病相似，故作为全书最先介绍的病证出现。

[原文]

（1）太阳病，发热无汗，反恶寒者，名曰刚痉。

[白话解]

得了太阳病，伴有发热、不出汗、怕冷等症状的痉病，叫作刚痉。

[原文]

（2）太阳病，发热汗出，而不恶寒，名曰柔痉。

[白话解]

得了太阳病，伴有发热、出汗，并且不怕冷等症状的痉病，叫作柔痉。

[原文]

（3）太阳病，发热，脉沉而细者，名曰痉，为难治。

[白话解]

得了太阳病，出现了发热，脉象沉而细等症状（发热说明邪盛，脉细说明正虚），如果同时又出现了痉病的症状，则预后不良。

[原文]

（4）太阳病，发汗太多，因致痉。

[白话解]

得了太阳病，（用了发汗的方法却）汗出的太多，（损伤了津液，津液不能濡润筋脉就）可能导致痉病的发生。

[原文]

（5）夫风病，下之则痉，复发汗，必拘急。

[白话解]

风邪所导致的病证，如果误用了攻下的方法可能会引发痉病，如果再使用发汗的方法，就会导致筋脉更加拘急挛缩。

[原文]

（6）痉家^①，虽身疼痛，不可发汗，汗出则痉。

[注释]

①疮家：指久患疮疡不愈或者遭受金刃创伤未愈的患者。

[白话解]

久患疮疡不愈或遭受金刃创伤未愈的患者（本身存在阴液的损伤），即使（有表证的）身体疼痛，也不可以单纯使用发汗的方法，否则（汗出）更伤津液，就会引发痉病。

[原文]

（7）病者身热足寒，颈项强急，恶寒，时头热，面赤目赤，独头动摇，卒口噤①，背反张②者，痉病也。若发其汗者，寒湿相得，其表益虚，即恶寒甚。发其汗已，其脉如蛇③一云其脉浴。

[注释]

①口噤：指牙关紧闭，不能说话。

②背反张：指背部拘急不舒，甚至角弓反张。

③若发其汗者……其脉如蛇：此段存疑待考，疑为错简。

[白话解]

患者身体发热而足部发冷，脖子前后都感觉肌肉僵硬拘急，怕冷，偶尔头部发热，面色发红，眼睛发红，只有头部经常出现不自主的摇动（而身体其他部位不动摇），突然出现牙关紧闭，不能说话，背部肌肉僵硬拘急甚至后背向前顶出（呈反向的弓形），这就是痉病。如果给这样的患者误用了发汗的方法，寒邪与湿邪停留在体表，（发汗之后）出汗（损伤在表的阳气）导致表阳更虚，（表阳不能温煦体表）于是会出现恶寒加重的情况。发汗后，脉象会变得伏弦屈曲像蛇爬行蜿蜒的样子另一个版本写作"其脉浴"。

[原文]

（8）暴腹胀大者，为欲解，脉如故，反伏弦者，痉。

[白话解]

痉病患者，如果出现腹部突然胀大的症状，提示病情好转；如果脉象由沉弦变得伏弦，则是（气阴两伤，说明）病情没有好转的迹象。

[原文]

（9）夫痉脉，按之紧如弦，直上下^①行—作筑筑而弦。《脉经》云：痉家其脉伏坚，直上下。

[注释]

①上下：指关脉的上下，即从寸脉到尺脉之间。

[白话解]

痉病的脉象表现为由寸脉到尺脉都是紧而弦的另一个版本写作"筑筑而弦"。《脉经》里记载：长期患有痉病的患者，脉象是伏而硬的，上下直直的一条线。

[原文]

（10）痉病有灸疮^①，难治。

[注释]

①灸疮：指火灸（如艾灸）所导致的疮疡。

[白话解]

痉病患者如果同时又患有灸疮，（因为灸疮流脓流血，容易导致阴血亏虚）就较为难治。

[原文]

（11）太阳病，其证备，身体强，几几然^①，脉反沉迟，此为痉，栝楼桂枝汤主之。

栝楼桂枝汤方

栝楼根二两　桂枝三两　芍药三两　甘草二两　生姜三两
大枣十二枚

上六味，以水九升，煮取三升，分温三服，取微汗。
汗不出，食顷，啜热粥发之。

[注释]

①几几（shū，音同书）然：本指小鸟羽翼未丰，伸颈欲飞
而不能飞的姿态。此处用来形容患者身体强直，俯仰转侧不能
自如。

[白话解]

已经具备了太阳表证的各种症状（如颈项拘急不舒服、发
热、白汗出、恶风等症状），又出现了身体僵硬不舒展，俯仰转
侧不能自如的症状，脉象反而是沉迟的（太阳表证的脉象应该是
浮的）患者，这就是患了痉病，应该用栝楼桂枝汤来治疗。（方
略）

将栝楼根、桂枝、芍药、甘草、生姜、大枣这六味药，用九
升水，煎煮到还剩下三升的时候，分成三次温服，服药后应当有
微微出汗的表现。如果没有出汗，在服药后大约一顿饭的时间，
再喝一碗热稀粥以助药力发挥。

[方解]

栝楼桂枝汤，即桂枝汤加栝楼根。方中栝楼根（即天花粉）
为主药，生津滋液，舒缓筋脉，合桂枝汤调和营卫，疏散风邪。
桂枝汤中，桂枝甘草辛甘化阳，宣通卫气；芍药甘草酸甘化阴；
和营益阴；生姜辛散，助桂枝解表；大枣甘平，佐芍药和营。全

方具有解肌祛邪，柔润筋脉的作用。

[原文]

（12）太阳病，无汗而小便反少，气上冲胸，口噤不得语，欲作刚痉，葛根汤主之。

葛 根 汤 方

葛根四两　麻黄三两，去节　桂枝二两，去皮　芍药二两
甘草二两，炙　生姜三两　大枣十二枚

上七味，咬咀[①]，以水七升，先煮麻黄、葛根，减二升，去沫，内诸药，煮取三升，去滓，温服一升，覆取微似汗，不须啜粥，余如桂枝汤法将息[②]及禁忌。

[注释]

①咬咀（fǔjǔ，音同腐举）：原意为咀嚼，此处指将药物切碎。

②将息：指调养。

[白话解]

得了太阳病，无汗，小便反而量少了，并且感觉有气向上冲逆到胸膺部，牙关紧闭不能言语的患者，这是将要发展成刚痉，应该用葛根汤来治疗。（方略）

将葛根、麻黄、桂枝、芍药、甘草、生姜、大枣这七味药切碎，用七升水，先煮麻黄、葛根，等到水减少了二升的时候，去掉浮沫，加入其余五味药，煮到还剩下三升的时候，去掉药渣，温服一升。盖被使患者微微出汗，不用喝热稀粥，其他的药后调养方法和禁忌都和桂枝汤相同。

[方解]

葛根汤，实为桂枝汤加麻黄、葛根。方中葛根为主药，生津

舒筋，且能助麻黄开泄腠理以祛邪；麻黄开泄腠理为辅；桂枝汤调和营卫，且芍药、炙甘草可缓筋脉之急。全方具有生津发表，舒筋缓急的作用。

[原文]

（13）痉为病_{一本痉字上有刚字}，胸满口噤，卧不着席^①，脚挛急，必齘齿^②，可与大承气汤。

大承气汤方

大黄四两，酒洗　厚朴半斤，炙，去皮　枳实五枚，炙
芒硝三合

上四味，以水一斗，先煮二物；取五升，去滓，内大黄，煮取二升；去滓，内芒硝，更上火微一二沸，分温再服，得下止服。

[注释]

①卧不着席：指背部反张严重，反折如弓，以至于平卧时背部接触不到床面。

②齘（xiè，音同泻）齿：指上下牙齿紧咬，相互摩切有声。

[白话解]

痉病_{另一个版本在"痉"字前有"刚"字}的典型表现是，胸部胀满，牙关紧闭，背部严重反张，小腿肌肉痉挛，牙齿紧咬而相互摩切有声，这样的患者可以尝试用大承气汤来治疗。（方略）

将大黄、厚朴、枳实、芒硝这四味药，用十升水，先煮厚朴、枳实，煎煮到剩下五升的时候，去掉药渣，再加入大黄继续煎煮，煎煮到剩下二升的时候，去掉药渣，再加入芒硝，将药罐放在火上煮到水沸腾一两次，分两次温服。服药后如果出现腹泻就可以停药了。

[方解]

大承气汤，方中大黄苦寒泻热，推陈致新；芒硝咸寒，润燥软坚，大黄芒硝泄其实热；厚朴苦辛温，行气除满；枳实苦辛微寒，理气消痞，枳实厚朴破其滞气。全方具有通腑泄热，急下存阴以解痉的作用。

[原文]

（14）太阳病，关节疼痛而烦①，脉沉而细—作缓者，此名湿痹《玉函》云中湿。湿痹之候，小便不利，大便反快，但当利其小便。

[注释]

①烦：剧也，此处用来形容疼痛的剧烈。

[白话解]

得了太阳病，出现关节疼痛剧烈，难以忍受，脉象沉而细另一版本写作"缓"，这是湿痹《金匮玉函经》中称为"中湿"。湿痹的症状有小便不通畅，而大便稀薄易于排出，治疗时只需要通利小便就可以了。

[原文]

（15）湿家①之为病，一身尽疼—云疼烦，发热，身色如熏黄②也。

[注释]

①湿家：指久患湿病的患者。
②熏黄：指色黄而晦暗，如被烟熏过一样。

[白话解]

久患湿病患者的典型症状有，浑身疼痛另一个版本"疼烦"，发热，皮肤色黄而晦暗。

[原文]

（16）湿家，其人但头汗出，背强，欲得被覆向火。若下之早则哕①，或胸满，小便不利一云利，舌上如胎②者，以丹田③有热，胸上有寒，渴欲得饮而不能饮，则口燥烦也。

[注释]

①哕：呃逆。

②胎：通苔，此处指舌上湿润白滑，似苔又非苔。

③丹田：穴位名，位于脐下三寸，此处泛指下焦。

[白话解]

久患湿病的患者，只有头部出汗，背部强直，（怕冷，因而）总想盖被、靠近火源等温暖的地方。如果过早误用攻下的方法，则会出现呃逆，或者是胸中胀满，小便不利另一个版本写作"小便利"，舌面上湿润白滑，似苔非苔，这是因为下焦有热而胸中有寒，口渴想要喝水却喝不下去，导致口中异常干燥难忍。

[原文]

（17）湿家下之，额上汗出，微喘，小便利①一云不利者死；若下利不止者，亦死。

[注释]

①小便利：指小便清长而频繁。

[白话解]

对于久患湿病的患者，如果医生误用攻下的方法，患者出现额头上出汗，微微气喘，小便清长频数的症状另一版本写作"不利"，此种情况较难治疗；如果患者腹泻不止，也较为难治。

（18）风湿相搏^①，一身尽疼痛，法当汗出而解，值天阴雨不止，医云此可发汗。汗之病不愈者，何也？盖发其汗，汗大出者，但风气去，湿气在，是故不愈也。若治风湿者，发其汗，但微微似欲出汗者，风湿俱去也。

[注释]

①搏：凝结不解。

[白话解]

风邪与湿邪相互作用，患者理应全身疼痛，采用发汗的方法治疗就能够痊愈。此时正赶上阴雨天气，医生说这时候可以发汗。但汗出后病证却没有痊愈，这是为什么？原因是发汗太多，汗出过多，虽然祛除了风邪，但湿邪仍在（因湿邪凝滞，不容易快速祛除），因此没能治愈。使用发汗的方法治疗风湿病时，只有使身体微微出汗即可，这样才能使风邪与湿邪都祛除。（对于阴雨天是否适宜发汗，现代中医理论认为阴雨天外界湿气较重，发汗后湿邪易从汗孔入，故阴雨天不宜发汗。但古代有阴雨天，内外湿相引，外界湿重能引出内湿的理论。）

[原文]

（19）湿家病身疼发热，面黄而喘，头痛鼻塞而烦，其脉大，自能饮食，腹中和无病，病在头中寒湿，故鼻塞，内药鼻中则愈。《脉经》云：患者喘。而无"湿家病"以下至"而喘"十一字。

[白话解]

久患湿病的患者出现身体疼痛，发热，面色发黄，气喘，头痛，鼻塞很严重等症状，脉大，饮食正常，说明胃气正常，里无病，此病证在于寒湿邪气伤及头部，所以鼻塞，把药物放在鼻孔中就能治愈。《脉经》里记载：患者喘。没有从"湿家病"到"而喘"的11个字。

［原文］

（20）湿家身烦疼，可与麻黄加术汤发其汗为宜，慎不可以火攻①之。

麻黄加术汤方

麻黄二两，去节　桂枝二两，去皮　甘草一两，炙　杏仁七十个，去皮尖　白术四两

上五味，以水九升，先煮麻黄，减二升，去上沫，内诸药，煮取二升半，去滓，温取八合，覆取微似汗。

［注释］

①火攻：一种用火热的方法强迫身体发汗的疗法，如烧针、热熨、艾灸等。

［白话解］

久患湿病的患者，出现身体疼痛难忍的症状，可以用麻黄加术汤来治疗，使患者出汗即可，千万而不可以用火攻的治疗方法。（方略）

将麻黄、桂枝、甘草、杏仁、白术这五味药，用九升水，先煮麻黄，减少二升的时候，去掉浮沫，加入其他四味药，煎煮到还剩下二升半的时候，去掉药渣，温服八合，盖被使患者微微出汗。

［方解］

麻黄加术汤，即麻黄汤加白术。方中白术除湿，麻黄汤发汗散寒。麻黄汤中，麻黄辛温发汗，解表散寒；桂枝辛温发散，且

与甘草相配，辛甘化阳，助麻黄发汗；杏仁苦辛，温润肺气。全方具有散寒除湿的作用。

[原文]

（21）病者一身尽疼，发热，日晡所^①剧者，名风湿。此病伤于汗出当风，或久伤取冷所致也。可与麻黄杏仁薏苡甘草汤。

麻黄杏仁薏苡甘草汤方

麻黄，去节，半两，汤泡　甘草一两，炙　薏苡仁半两
杏仁十个，去皮尖，炒

上剉麻豆大，每服四钱匕，水盏半，煮八分，去滓，温服。有微汗，避风。

[注释]

①日晡所：晡，申时，即下午3点到5点。所，表约数。日晡所即下午3点到5点左右。

[白话解]

患者全身疼痛，发热，下午3点到5点左右症状加重，这种病证叫风湿。这种病是汗出之后受风所引发的，或者因长期受冷而致。可以尝试用麻黄杏仁薏苡甘草汤来治疗。（方略）

将麻黄、甘草、薏苡仁、杏仁这四味药切成麻豆大小，每次服用四钱匕，用一杯半水，煎煮到八分开的时候，去掉药渣，温服，服药后会微微出汗，应当注意避风寒。

[方解]

麻黄杏仁薏苡甘草汤，现代常简称为麻杏薏甘汤。此方实为麻黄汤以薏苡仁易桂枝，麻黄配苡仁，轻清宣散，既可解表发

汗，又可渗利除湿，苡仁可制约麻黄温性，不使发汗太过。全方具有解表祛湿的作用。

[原文]

（22）风湿，脉浮，身重，汗出，恶风者，防己黄芪汤主之。

防己黄芪汤方

防己一两　甘草半两，炒　白术七钱半　黄芪一两一分，去芦

上剉麻豆大，每抄五钱匕，生姜四片，大枣一枚，水盏半，煎八分，去滓，温服，良久再服。喘者，加麻黄半两；胃中不和者，加芍药三分；气上冲者，加桂枝三分；下有陈寒者，加细辛三分。服后当如虫行皮中，从腰下如冰，后坐被上，又以一被绕腰以下，温令微汗，差。

[白话解]

得了风湿证，出现脉浮，身体沉重，汗出，怕风的患者，应该用防己黄芪汤来治疗。（方略）

将防己、甘草、白术、黄芪这四味药切成麻豆大小，每次取五钱匕，加上四片生姜、一枚大枣，用一杯半水，煎煮到剩一碗水的时候，去掉药渣，温服，隔比较长的时间再服一次。如果有气喘的症状可以加半两麻黄，胃脘不舒加三分芍药，感觉有气从下向上冲加三分桂枝，下肢久冷加三分细辛。服药后会有虫子在皮肤下爬行的感觉，腰以下冰冷，需要坐在被子上，并且用另一条被子裹住腰以下的部位，使身体温暖微微出汗则能痊愈。

[方解]

防己黄芪汤，方中防己祛风除湿，黄芪益气固表，白术健脾祛湿，甘草、生姜、大枣调和营卫。全方具有益气固表除湿的作用。

[原文]

（23）伤寒八九日，风湿相搏，身体疼烦，不能自转侧，不呕不渴，脉浮虚而涩者，桂枝附子汤主之；若大便坚，小便自利者，去桂加白术汤主之。

桂枝附子汤方

桂枝四两，去皮　生姜三两，切　附子三枚，炮，去皮，破八片　甘草二两，炙　大枣十二枚，擘

上五味，以水六升，煮取二升，去滓，分温三服。

白术附子汤方

白术二两　附子一枚半，炮，去皮　甘草一两，炙　生姜一两半，切　大枣六枚

上五味，以水三升，煮取一升，去滓，分温三服。一服觉身痹^①，半日许再服，三服都尽，其人如冒状^②，勿怪，即是术、附并走皮中逐水气，未得除故耳。

[注释]

①身痹：指服药后虽有汗出，但不畅快，肌肤有麻木感。

②冒状：指头目眩晕，头晕眼花。

[白话解]

得了伤寒已经八九天，风邪与湿邪相互作用，身体疼痛剧烈，难以自如的转身，没有呕吐、口渴的表现，脉象浮虚而有

涩滞的感觉，这样的患者应该用桂枝附子汤来治疗；如果大便成形而小便正常，应该去掉桂枝加白术，即白术附子汤来治疗。

桂枝附子汤方（方略）

将桂枝、生姜、附子、甘草、大枣这五味药，用六升水，煎煮到还剩下二升的时候，去掉药渣，分三次温服。

白术附子汤方（方略）

将白术、附子、甘草、生姜、大枣这五味药，用三升水，煎煮到还剩下一升的时候，去掉药渣，分三次温服。服第一次药后虽然有汗出但并不畅快，肌肤有麻木感，约半天时间之后再服药。喝完三服药之后，患者如果出现头昏眼花的症状，不必惊慌，这是白术、附子等药温通了阳气，攻逐水湿外散，但水湿还没有全部祛除的缘故。

[方解]

桂枝附子汤，方中桂枝祛风通阳，附子温经散寒，桂枝配附子以祛表里之湿，桂枝配甘草辛甘化阳以助卫阳，生姜、大枣调营助卫。全方具有振奋卫阳，祛表里之湿的作用。

白术附子汤，此方实为桂枝附子汤以白术易桂枝，用量减半。方中白术健脾祛湿，配附子温经助阳，祛皮间水气，甘草、生姜、大枣调和营卫。全方具有助阳健脾胜湿的作用。

[原文]

（24）风湿相搏，骨节疼烦，掣痛①不得伸屈，近②之则痛剧，汗出短气，小便不利，恶风不欲去衣，或身微肿者，甘草附子汤主之。

甘草附子汤方

甘草二两，炙　白术二两　附子二枚，炮，去皮　桂枝四

两，去皮

上四味，以水六升，煮取三升，去滓，温服一升，日三服。初服得微汗则解，能食，汗出复烦者，服五合。恐一升多者，取六七合为妙。

[注释]

①掣痛：掣，即牵拉，掣痛指牵引作痛。

②近：作动词，指触、按。

[白话解]

风邪与湿邪相互作用，关节部位疼痛难忍，屈伸时更是牵引作痛，触按也会加重疼痛，出汗多，气短，小便不通畅，怕风不想减少衣物，或者身体有轻微的浮肿的患者，应该用甘草附子汤来治疗。

将甘草、白术、附子、桂枝这四味药，用六升水，煎煮到还剩下三升的时候，去掉药渣，温服一升，每日三次。第一次服药后如果微微出汗，病证就能够痊愈，如果饮食正常，出汗后仍感觉心烦的患者，可以服用半升。担心一次服用一升太多的话，只服用六、七合左右也是可以的。

[方解]

甘草附子汤，方中桂枝走表祛风，通阳化气，配甘草以助卫阳；附子温经助阳；白术健脾燥湿；桂枝、附子、白术共逐表里之湿，配甘草缓急、补中以合其里。全方具有振奋表里阳气以祛湿的作用。

防己黄芪汤、桂枝附子汤、白术附子汤与甘草附子汤均用于治疗风湿在表而兼有正虚的病证。其中，防己黄芪汤用于治疗风湿在表而卫虚者，桂枝附子汤用于治疗风湿在表而风邪偏胜兼表阳虚者，白术附子汤用于治疗风湿在表而湿邪偏胜兼脾气虚者，甘草附子汤用于治疗风湿在表而风湿俱盛且表里阳气皆虚者。

[原文]

（25）太阳中暍①，发热恶寒，身重而疼痛，其脉弦细芤迟。小便已，洒洒②然毛耸，手足逆冷，小有劳，身即热，口开，前板齿③燥。若发其汗，则恶寒甚；加温针，则发热甚；数下之，则淋甚。

[注释]

①中暍：暍，伤热也，中暍，即伤暑。

②洒洒：寒战振栗的样子。

③前板齿：即门牙。

[白话解]

暑邪外感，病从太阳开始，出现发热恶寒，身体沉重疼痛的症状，脉象弦细或芤迟。小便之后寒战振栗，汗毛直竖，手脚发冷，稍微活动一下，就会发热，张口喘息，门牙干燥。如果误用发汗的方法则会导致恶寒更加严重，如果用温针则会加重发热，如果反复攻下则会导致小便短涩疼痛。

[原文]

（26）太阳中热者，暍是也。汗出恶寒，身热而渴，白虎加人参汤主之。

白虎加人参汤方

　　知母六两　　石膏一斤，碎　　甘草二两　　粳米六合　　人参三两

　　上五味，以水一斗，煮米熟汤成，去滓，温服一升，日三服。

[白话解]

太阳中热，也就是伤暑。出现汗出怕冷，身体发热，口渴这些症状的患者，应该用白虎加人参汤来治疗。(方略)

将知母、石膏、甘草、粳米、人参这五味药，用十升水，煎煮到粳米熟透，药就煎好了，去掉药渣，温服一升，每日三次。

[方解]

白虎加人参汤，方中石膏辛寒，清泄内热；知母苦寒，清热生津；人参益气生津；甘草、粳米益胃和中。全方具有清热祛暑，益气养阴的作用。

[原文]

(27) 太阳中暍，身热疼重，而脉微弱，此以夏月伤冷水，水行皮中所致也，一物瓜蒂汤主之。

一物瓜蒂汤方

瓜蒂二十个

上锉，以水一升，煮取五合，去滓，顿服。

[白话解]

太阳中暍，出现身体发热，沉重疼痛，脉象微弱的症状，这是夏季过度贪凉饮冷，水湿侵入肌肤所导致的，应该用一物瓜蒂汤来治疗。(方略)

将瓜蒂切碎，用一升水，煎煮到还剩下半升的时候，去掉药渣，一次服尽。

[方解]

一物瓜蒂汤，方中瓜蒂，《神农本草经》载：主大水，身面四肢浮肿，下水。瓜蒂苦寒，开泄腠理以祛湿散水。

百合狐蟚阴阳毒病脉证治第三
论一首　证三条　方十二首

[题解]

本篇主要论述百合、狐蟚、阴阳毒三种疾病的辨证与治疗。

百合病，以神志恍惚不定，口苦、小便赤、脉微数为主证，多为阴虚内热所致。

狐蟚病，以目赤、咽喉及前后二阴溃烂为特征，为湿热内蕴所致。

阴阳毒，即阴毒及阳毒，以面部发斑、咽喉痛为主证，均为感受疫毒所致。

三者发病大多与外感热病有关，而且临床都有神志异常的表现，故合为一篇论述。

[原文]

（1）论曰：百合病者，百脉一宗①，悉致其病也。意欲食复不能食，常默默，欲卧不能卧，欲行不能行，欲饮食，或有美时，或有不用闻食臭②时，如寒无寒，如热无热，口苦，小便赤，诸药不能治，得药则剧吐利，如有神灵者，身形如和，其脉微数。

每溺③时头痛者，六十日乃愈；若溺时头不痛，淅然④者，四十日愈；若溺快然，但头眩者，二十日愈。其证或未病而预见，或病四五日而出，或病二十日，或一月微见者，各随证治之。

[注释]

①百脉一宗：宗，归聚、本源。百脉一宗指全身的血脉同出一源。

②臭：气味。

③溺：即尿，指小便。

④淅然：怕风，寒战振栗的样子。

[白话解]

有说法说，百合病，由于全身血脉同出一源，都能引起百合病。（心主血脉，肺朝百脉，心肺为百脉之宗，心肺一病则百脉皆病。）患者想吃东西却又吃不下去，情绪低落，默默不语，想睡却又睡不着，想走却又走不动，想要吃东西，有时食欲很好，吃饭很香，有时却连食物的气味道都不想闻到，好像怕冷却又不太明显，好像发热却又没有明显的热象，口苦，小便色黄。服用过多种药物都不见好转，有时服药后会出现严重的呕吐、腹泻，好像有鬼神附体一般，患者从外表看来很正常，只是脉象微数。

每次小便时感到头痛的百合病患者，一般六十天才能痊愈；如果小便时不感到头痛，只是有些怕冷寒战的患者，一般四十天即可痊愈；如果小便很畅快，只是感到有些头目眩晕的患者，一般二十天即可痊愈。百合病的症状有的可以在伤寒热病之前出现，有的则在伤寒热病发生四五天后才表现出来，有的则在伤寒热病发生二十天甚至一个月后才能显现，应该分别加以辨证施治。（百合病多由伤寒热病所引起，但也有因情志因素造成的，因此可以先于伤寒热病或迟于伤寒热病而发生）

（2）百合病发汗后者，百合知母汤主之。

百合知母汤方

百合七枚，擘　知母三两，切

上先以水洗百合，渍一宿，当白沫出，去其水，更以泉水二升，煎取一升，去滓；别以泉水二升煎知母，取一升，去滓，后合和，煎取一升五合，分温再服。

［白话解］

得了百合病，误用发汗的方法之后，（如果阴虚燥热加重的患者）应该用百合知母汤来治疗。（方略）

将百合、知母这两味药，先用水淘洗百合，浸泡一个晚上，等到百合表面起一层白沫时，倒掉旧水，换用二升泉水，煎煮到还剩下一升的时候，去掉药渣；另外用二升泉水煮知母，煎煮到还剩下一升的时候，去掉药渣；将两者的药液混合在一起，再煎煮到还剩下一升半的时候，分两次温服。

［方解］

百合知母汤，方中百合甘寒，养阴润肺，清心安神为主；知母苦甘寒，清热泻火，滋阴润燥为辅；配甘凉泉水养阴清热。全方具有养阴益气，润燥除烦的作用。

[原文]

（3）百合病下之后者，滑石代赭汤主之。

滑石代赭汤方

百合七枚，擘　滑石三两，碎，绵裹　代赭石如弹丸大一枚，碎，绵裹上先以水洗百合，渍一宿，当白沫出，去其水，更以泉水二升，煎取一升，去滓，别以泉水二升煎滑石、代赭，取一升，去滓；后合和重煎，取一升五合，分温服。

[白话解]

得了百合病，误用攻下的方法之后，（出现小便色黄，呕吐、呃逆症状的患者）应该用滑石代赭汤来治疗。（方略）

将百合、滑石、代赭石这三味药，先用水淘洗百合，浸泡一个晚上，等到百合表面起一层白沫时，倒掉旧水，换用二升泉水，煎煮到还剩下一升的时候，去掉药渣；另外用二升泉水煮滑石和代赭石，煎煮到还剩下一升的时候，去掉药渣，将两次的药液混合在一起，再煎煮到还剩下一升半的时候，温服。

[方解]

滑石代赭汤，方中百合养阴润肺，清心安神为主；滑石甘淡寒，清热利尿；代赭石重镇降逆和胃。全方具有清热养阴，降逆和胃的作用。

[原文]

（4）百合病吐之后者，用后方主之。

百合鸡子黄汤方

百合七枚，擘　鸡子黄一枚

上先以水洗百合，渍一宿，当白沫出，去其水，更以泉水二升，煎取一升，去滓，内鸡子黄，搅匀，煎五分，温服。

[白话解]

得了百合病，误用催吐的方法之后，（出现心悸，失眠，胃

脘嘈杂症状的患者）应该用百合鸡子汤方来治疗。（方略）

将百合、鸡蛋黄这两味药，先用水淘洗百合，浸泡一个晚上，等到百合表面起一层白沫时，倒掉旧水，换成二升泉水，煎煮到还剩下一升的时候，去掉药渣，加入鸡蛋黄，搅匀，等鸡蛋黄煮到五分熟的时候，温服。

［方解］

百合鸡子汤，方中百合养阴润肺，清心安神；鸡子黄滋阴润燥安胃。全方具有养阴润肺，宁神安胃的作用。

［原文］

（5）百合病，不经吐、下、发汗，病形如初者，百合地黄汤主之。

百合地黄汤方

百合七枚，擘　生地黄汁一升

上以水洗百合，渍一宿，当白沫出，出其水，更以泉水二升，煎取一升，去滓，内地黄汁，煎取一升五合，分温再服。中病，勿更服，大便当如漆①。

［注释］

①大便当如漆：指大便色黑，像黑漆一样。

［白话解］

得了百合病，没有经过吐法、下法、发汗误治，病状跟初期一致的患者，应该用百合地黄汤来治疗。（方略）

将百合、生地黄汁这两味药，先用水淘洗百合，浸泡一个晚上，等到百合表面起一层白沫时，倒掉旧水，换用二升泉水，煎煮到还剩下一升的时候，去掉药渣，加入一升地黄汁，煎煮到还剩下一升半的时候，分两次温服。药物起效后不必再更换其他方药，大便的颜色会发黑像黑漆一样。

[方解]

百合地黄汤，方中百合养阴润肺，清心安神；生地黄清热凉血，养阴生津；泉水煎药，增清热养阴之功。全方具有养阴润燥，清心润肺的作用。

[原文]

（6）百合病一月不解，变成渴者，百合洗方主之。

百合洗方

上以百合一升，以水一斗，渍之一宿，以洗身。洗已，食煮饼①，勿以盐豉也。

[注释]

①煮饼：淡面条之类。

[白话解]

得了百合病一月后仍未痊愈，而且口渴更加明显的患者，应该在百合地黄汤的基础上加用百合洗方来治疗。

百合洗方

用一升百合，用十升水，浸泡一个晚上，用泡好的药水擦洗身体。洗过之后应该食用淡面条一类的食物，不能吃豆豉等咸味食品（因为咸味食品易引起口渴，容易掩盖病情）。

[方解]

百合洗方，百合养阴润肺，清热宁神，而肺与皮毛相表里，用百合浸水外洗以增强清肺润燥的作用。

[原文]

（7）百合病渴不差者，栝楼牡蛎散方主之。

栝楼牡蛎散方

栝楼根　牡蛎熬，等分

上为细末，饮服方寸匕，日三服。

[白话解]

得了百合病，加用了百合洗方后仍然口渴没有减轻的患者，应该用栝楼牡蛎散来治疗。（方略）

将栝楼根、牡蛎这两味药捣成细末，每次用水送服一方寸匕，每日三次。

[方解]

栝楼牡蛎散，方中栝楼根清肺胃热以生津止渴，牡蛎咸微寒重镇以育阴潜阳。全方具有清热生津的作用。

[原文]

（8）百合病变发热者一作发寒热，百合滑石散主之。

百合滑石散方

百合一两，炙　滑石三两

上为散，饮服方寸匕，日三服。当微利者，止服，热则除。

[白话解]

得了百合病，出现明显发热另一版本写作恶寒、发热的患者，应该用百合滑石散来治疗。（方略）

将百合、滑石这两味药制成散剂，每次用水送服一方寸匕，每日三次。服药后小便应当通利，尿量正常，这时即可停药，热邪就能够祛除了。

[方解]

百合滑石散,方中百合养阴润肺,清心安神;滑石清热利尿。全方具有利水清热养阴的作用。

[原文]

(9)百合病见于阴者,以阳法救之;见于阳者,以阴法救之。见阳攻阴,复发其汗,此为逆;见阴攻阳,乃复下之,此亦为逆。

[白话解]

百合病阴虚到一定程度时会波及阴中之阳,治疗时宜适当养阳;百合病为阴虚内热所致,如果以内热重,治疗时应补阴以调整阳的偏胜。如果见到阴损及阳的阳虚证候却误用发汗的方法,使阳更伤,这是误治;见到阴虚内热却误用攻下的方法,使阴更伤,这也是误治。

[原文]

(10)狐蜮之为病,状如伤寒,默默欲眠,目不得闭,卧起不安,蚀①于喉为蜮,蚀于阴②为狐,不欲饮食,恶闻食臭,其面目乍赤、乍黑、乍白。蚀于上部③则声喝④—作嗄,甘草泻心汤主之。

甘草泻心汤方

甘草四两　黄芩三两　人参三两　干姜三两　黄连一两
大枣十二枚　半夏半斤

上七味,水一斗,煮取六升,去滓,再煎,温服一升,日三服。

[注释]

①蚀:指腐蚀。

②阴：指前后二阴，即生殖器、肛门。

③上部：指喉部。

④喝（yè，音同夜）：指说话声音嘶哑。

[白话解]

狐蜮病的典型表现有些与伤寒类似（如恶寒、发热等），又有无精打采，想睡又睡不着，坐卧不安，咽喉部溃烂及前后二阴溃烂就是狐蜮病，食欲不佳，连食物的味道都不想闻到，面部和眼睛忽红、忽黑、忽白。咽喉溃烂会导致声音嘶哑另一版本写作嗄，应该用甘草泻心汤来治疗。（方略）

将甘草、黄芩、人参、干姜、黄连、大枣、半夏这七味药，用十升水，煎煮到还剩下六升的时候，去掉药渣，继续煎煮，温服一升，每日三次。

[方解]

甘草泻心汤，方中生甘草为君，清热解毒，配黄芩、黄连苦寒清热，燥湿解毒；干姜辛热回阳；半夏辛温燥湿；人参、大枣养血益气。全方具有清热燥湿，扶正解毒的作用。

[原文]

(11) 蚀于下部①则咽干，苦参汤洗之。

苦 参 汤 方

苦参一升

以水一斗，煎取七升，去滓，熏洗，日三服。

[注释]

①下部：指前阴。

[白话解]

前阴溃烂的患者会出现咽喉干燥的症状，应该用苦参汤熏

洗。(方略)

将苦参用十升水，煎煮到还剩下七升的时候，去掉药渣，熏洗前阴患处，每日三次。

[方解]

苦参苦寒，清热燥湿。用苦参煎汤外洗溃疡处能够祛湿除热敛疮。

[原文]

(12) 蚀于肛者，雄黄熏之。

雄 黄 熏 方

雄黄

上一味为末，筒瓦二枚合之，烧，向肛熏之。《脉经》云：患者或从呼吸上蚀其咽，或从下焦蚀其肛阴，蚀上为蜃，蚀下为狐。狐蜃病者，猪苓散主之。

[白话解]

肛门溃烂的患者，应该用雄黄熏。(方略)

将雄黄捣成药末，置于两枚合成一个筒形的筒瓦中烧，对着肛门部位外熏。《脉经》中记载：患者或者是随呼吸出现咽喉的溃烂，或者是在下焦出现肛门及前阴的溃烂，咽喉溃烂的称为蜃病，前后二阴溃烂的称为狐病。得了狐蜃病的患者，应该用猪苓散来治疗。

[方解]

雄黄辛温燥湿，解毒杀虫，火熏以增燥湿驱秽之力。

[原文]

(13) 病者脉数，无热，微烦，默默但欲卧，汗出，初得之三四日，目赤如鸠眼①；七八日，目四眦②一本此有黄字黑。

若能食者，脓已成也，赤小豆当归散主之。

赤小豆当归散方

赤小豆三升，浸令芽出，曝干　当归三两

上二味，杵为散，浆水③服方寸匕，日三服。

[注释]

①鸠眼：鸠，即斑鸠，其目色赤，尤其是瞳仁色赤。

②目四眦：指两眼内外眼角。

③浆水：酢也，又名酸浆。制作方法见于《本草纲目》中引陈嘉谟的话："炊粟米成，投冷水中，浸五、六日，味酸，生白花，色类浆，故名。"就是将已经煮好的粟米饭放到冷水里浸泡5、6天，等到水味道发酸，水面上生出白花的时候，颜色像是浆一类比较浓的液体，所以称之为浆水，是古代一种饮料。

[白话解]

患者脉数，没有恶寒发热的表现，微微心烦，没精打采想睡，出汗，刚发病3、4天时黑眼球发红，像斑鸠的眼睛一样，到7、8天时两眼内外眼角发黑另一个版在此处有黄字，为"目四眦黄黑"。如果患者能吃东西，提示痈脓已经形成，应该用赤小豆当归散来治疗。(方略)

将赤小豆和当归这两味药捣成散剂，用浆水送服一方寸匕，每日三次。

[方解]

赤小豆当归散，方中赤小豆甘酸平，利水解毒消肿；当归活血祛瘀生新；用浆水服药增强清热解毒作用。全方具有清热渗湿，化瘀排脓的作用。

[原文]

(14) 阳毒之为病，面赤斑斑如锦文^①，咽喉痛，唾脓血。五日可治，七日不可治，升麻鳖甲汤主之。

升麻鳖甲汤方

升麻二两　当归一两　蜀椒一两，炒去汗^②　甘草二两　雄黄半两，研　鳖甲手指大一片，炙

上六味，以水四升，煮取一升，顿服之，老小再服，取汗。《肘后》、《千金方》阳毒用升麻汤，无鳖甲有桂；阴毒用甘草汤，无雄黄。

[注释]

①锦文：文，通纹。锦纹指丝织品上的彩色花纹。此处指患者面部的赤色斑纹。

②去汗：指去水、去油。

[白话解]

阳毒的典型表现为，患者面部出现红色的斑纹，咽喉疼痛，咳唾脓血。病程比较短的较易治疗，病程比较长的则较为难治。应该用升麻鳖甲汤来治疗。（方略）

将升麻、当归、蜀椒、甘草、雄黄、鳖甲这六味药，用四升水，煎煮到还剩下一升的时候，一次服完，老人儿童分两次服用，汗出即可。《肘后方》《千金要方》中记载治疗阳毒用升麻汤，没有鳖甲而有桂枝；治疗阴毒用甘草汤，没有雄黄。

[方解]

升麻鳖甲汤，方中升麻辛微甘，升举阳气，清热解毒，配生甘草增清热解毒之力；鳖甲咸微寒，滋阴养血；当归甘辛温，补血活血；雄黄、蜀椒辛温解毒。全方具有清热解毒，活血散瘀的作用。

[原文]

（15）阴毒之为病，面目青，身痛如被杖①，咽喉痛。五日可治，七日不可治，升麻鳖甲汤去雄黄、蜀椒主之。

[注释]

①被杖：古代有杖刑，即用荆条、竹板、棍棒等拷打臀、腿或背的一种刑罚。此处指身体疼痛的像受过杖刑一样。

[白话解]

阴毒的典型表现为，面色、眼睛发青，身体疼痛像是受过杖刑一样，咽喉疼痛。病程比较短的较易治疗，病程比较长的则较为难治。应该用升麻鳖甲汤去雄黄、蜀椒来治疗。

[方解]

阴毒病位更里，故在升麻鳖甲汤基础上去雄黄、蜀椒以防辛散损伤阳气，耗伤阴血。

疟病脉证并治第四

证二条　方六首

[题解]

本篇主要论述疟病的病机、证候及治疗。

疟病，以寒战壮热、休作有时（即高热寒战交替，发作与缓解有明显的时间节律）为特征。《释名》："酷虐也，凡疾或寒或热耳，而此疾先寒后热，两疾似酷虐者也"。

本篇所论述的疟病包括现代因疟原虫感染所致的疟疾，但又不局限于此。

[原文]

（1）师曰：疟脉自弦，弦数者多热，弦迟者多寒。弦小紧者下之差，弦迟者可温之，弦紧者可发汗、针灸也，浮大者可吐之，弦数者风发^①也，以饮食消息止之^②。

[注释]

①风发：风，泛指外邪。风发指感受邪气而发热。

②以饮食消息止之：消息，指斟酌。以饮食消息止之意为给予适当的饮食调理。

[白话解]

老师说，疟病多为弦脉，弦而兼数的则发热重，弦而兼迟的则恶寒重。弦又稍微紧的用攻下的方法就可以痊愈，弦迟的可以用温热药治疗，弦紧的可以用发汗、针灸的方法来治疗，浮大的可以用催吐的方法来治疗，弦数的多是外邪引发的发热所导致的，（除药物治疗外）应给予适当的饮食调理。

[原文]

（2）病疟，以月一日^①发，当以十五日愈^②；设不差，当月尽解；如其不差，当云何？师曰：此结为癥瘕^③，名曰疟母^④，急治之，宜鳖甲煎丸。

鳖甲煎丸方

鳖甲十二分，炙　乌扇三分，烧　黄芩三分　柴胡六分
鼠妇三分，熬　干姜三分　大黄三分　芍药五分　桂枝三分
葶苈一分，熬　石韦三分，去毛　厚朴三分　牡丹五分，去心
瞿麦二分　紫葳三分　半夏一分　人参一分　䗪虫五分，熬
阿胶三分，炙　蜂巢四分，炙　赤硝十二分　蜣螂六分，熬
桃仁二分

上二十三味，为末，取煅灶下灰一斗，清酒一斛五斗，浸灰，候酒尽一半，着鳖甲于中，煮令泛烂如胶漆，绞取汁，内诸药，煎为丸，如梧子大，空心服七丸，日三服。《千金方》用鳖甲十二片，又有海藻三分，大戟一分，䗪虫五分，无鼠妇、赤硝二味，以鳖甲煎和诸药为丸。

[注释]

①以月一日：指本月初一日。

②当以十五日愈：中国古代历法中五日为一候，三候即十五天为一节气，节气变更，人身之气亦变，若正气充足则有转愈之机。

③癥瘕：癥，指腹中的痞块；瘕，指腹中时聚时散的痞块，

此处主要指癥。

④疟母：指伴有脾脏肿大的慢性疟疾。

[白话解]

得了疟病，假设在本月初一日发病，应当在十五那天痊愈；如果未能痊愈，也应在这个月内就能痊愈；如果还没痊愈，这是怎么回事呢？老师回答说：这说明疟疾日久不愈，与痰瘀结在胁下形成痞块，名叫疟母，应当及时治疗，可以考虑用鳖甲煎丸来治疗。（方略）

将鳖甲、乌扇、黄芩、柴胡、鼠妇、干姜、大黄、芍药、桂枝、葶苈、古韦、厚朴、牡丹、瞿麦、紫葳、半夏、人参、䗪虫、阿胶、蜂巢、赤硝、蜣螂、桃仁这二十三味药，研成粉末，取一斗煅灶下灰，一斛五斗清酒，用酒浸泡煅灶下灰，等到酒减少一半的时候，将鳖甲放入，煮至鳖甲泛烂质地像胶漆一样，绞取出药汁，再放入其他药物，混匀，做成如梧桐子大的药丸，空腹服七丸，每日三次。《千金要方》中用鳖甲十二片，又有海藻三份，大戟一份，䗪虫五份，没有鼠妇和赤硝二味药，用鳖甲煎混合其他的药做成丸剂。

[方解]

鳖甲煎丸，方中鳖甲咸微寒，滋阴潜阳，软坚散结为君；乌扇（即射干）散血消肿；桃仁活血祛瘀；丹皮、芍药清热凉血，活血化瘀；紫葳（即凌霄花）活血通经；大黄、芒硝活血祛瘀；鼠妇破血利水，解毒止痛；䗪虫逐瘀破积通络；蜂巢攻毒杀虫止痛；蜣螂（即九香虫）解毒消肿；葶苈利水消肿；石韦凉血利尿；瞿麦活血利尿；柴胡、黄芩清肝利胆；桂枝、半夏、厚朴、干姜，调寒热，理气机；人参、阿胶益气养血；灶下灰、清酒为使药，引药入血分，通利血脉。全方具有消痰散瘀，杀虫治疟的作用。

[原文]

（3）师曰：阴气孤绝，阳气独发，则热而少气烦冤[①]，手足热而欲呕，名曰瘅疟[②]。若但热不寒者，邪气内藏于心，外舍分肉之间，令人消铄脱肉。

[注释]

①烦冤：指心中烦闷不舒。

②瘅（dān，音同丹）疟：瘅，火起貌。瘅疟是一种邪热炽盛，但热不寒的疟病。

[白话解]

老师说：阴液不足，阳热亢盛，就会出现高热，短气，烦闷不舒，手足发热，想呕吐的症状，这样的疟病叫作瘅疟。如果只有发热而没有恶寒的症状，是因为邪热内伏在里，同时又外散于肌肉之间，因此使人肌肉消损。

[原文]

（4）温疟者，其脉如平，身无寒但热，骨节疼烦，时呕，白虎加桂枝汤主之。

白虎加桂枝汤方

知母六两　甘草二两，炙　石膏一斤　粳米二合　桂枝三两，去皮

上剉，每五钱，水一盏半，煎至八分，去滓，温服，汗出愈。

[白话解]

得了温疟的患者，脉象和平时常见的疟脉一样（多为弦数脉），身体没有明显的恶寒，但发热明显，骨节疼痛剧烈，偶尔

呕吐，应该用白虎加桂枝汤来治疗。（方略）

将知母、甘草、石膏、粳米、桂枝这五味药切开，每五钱药物加一杯半水，煎煮到八成开的样子，去掉药渣，温服，汗出则能痊愈。

[方解]

白虎加桂枝汤，方中白虎汤清热生津泄里热，加桂枝解肌发表散表寒。全方具有清热解表的作用。

[原文]

（5）疟多寒者，名曰牝疟①，蜀漆散主之。

蜀漆散方

蜀漆洗去腥　　云母烧二日夜　　龙骨等分

上三味，杵为散，未发前以浆水服半钱。温疟加蜀漆半分，临发时服一钱匕。一方云母作云实。

[注释]

①牝（pìn，音同聘）疟：牝指雌性鸟兽，牝疟指以寒为主的疟病。《医方考》云："牝，阴也，无阳之名，故多寒名牝疟。"

[白话解]

恶寒更加明显的疟病，称之为牝疟，应该用蜀漆散来治疗。（方略）

将蜀漆、云母、龙骨这三味药，捣成散剂，在疟病的恶寒发热没有发作之前，用浆水送服半钱。如果是温疟，加蜀漆半份，在恶寒发热即将发作的时候服一钱匕。另一方子中云母写作"云实"。

［方解］

蜀漆散，方中蜀漆祛痰截疟，云母、龙骨镇惊安神。全方具有祛痰通阳截疟的作用。

［附方］　附《外台秘要》方

牡蛎汤：治牝疟。

牡蛎四两，熬　麻黄四两，去节　甘草二两　蜀漆三两

上四味，以水八升，先煮蜀漆、麻黄，去上沫，得六升，内诸药，煮取二升，温服一升。若吐，则勿更服。

［白话解］

牡蛎汤：可以用来治疗牝疟。（方略）

将牡蛎、麻黄、甘草、蜀漆这四味药，用八升水，先煮蜀漆、麻黄，去掉浮沫，煎煮到还剩下六升的时候，加入其他药物，煎煮到还剩下三升的时候，温服一升。如果服药后呕吐，则不要再服。

柴胡去半夏加栝楼根汤：治疟病发渴者，亦治劳疟^①。

柴胡八两　人参三两　黄芩三两　甘草三两　栝楼根四两　生姜二两　大枣十二枚

上七味，以水一斗二升，煮取六升，去滓，再煎取三升，温服一升，日二服。

［注释］

①劳疟：指患疟病久治不愈导致气血虚弱的疟病。

［白话解］

柴胡去半夏加栝楼根汤：可以用来治疗疟病口渴明显的患

者，也可以治疗劳疟。（方略）

　　将柴胡、人参、黄芩、甘草、栝楼根、生姜、大枣这七味药，用一斗二升水，煎煮还剩下六升的时候，去掉药渣，再煎煮到还剩下三升的时候，温服一升，每日两次。

　　柴胡桂姜汤：治疟寒多微有热，或但寒不热。服一剂如神。

　　柴胡半斤　桂枝三两，去皮　干姜二两　黄芩三两　栝楼根四两　牡蛎三两，熬　甘草二两，炙

　　上七味，以水一斗二升，煮取六升，去滓，再煎取三升，温服一升，日三服。初服微烦，复服汗出便愈。

　　[白话解]

　　柴胡桂姜汤：可以用来治疗恶寒明显，微微有热，或者只有恶寒而没有发热的疟病患者。（方略）

　　将柴胡、桂枝、干姜、黄芩、栝楼根、牡蛎、甘草这七味药，用一斗二升水，煎煮到还剩下六升的时候，去掉药渣，再煎煮到还剩下三升的时候，温服一升，每日三次。首次服药后有微微心烦的感觉，再次服药后出汗就能够痊愈了。

中风历节病脉证并治第五

论一首　脉证三条　方十一首

[题解]

本篇主要论述中风、历节的病因病机及治疗。

中风，包括后世所论以突然昏倒、不省人事，继而口眼㖞斜，半身不遂为特征的病证，也包括发作性头痛等。因风性善行数变，游走不定，故名为中风。与《伤寒论》中所论外感病中的太阳中风同名不同义。

历节，以关节疼痛，久而肿大变形，屈伸不利为主证，多因外感寒湿所致。历节病的疼痛遍历关节，如风的善行数变，游走不定，故巢元方等又称之为历节风。

中风与历节在病因上均有正气亏虚复感风邪的因素，属于广义风病的范畴，故合为一篇论述。

[原文]

（1）夫风之为病，当半身不遂①，或但臂不遂者，此为痹。脉微而数，中风使然。

[注释]

①半身不遂：即半侧身体不能随意转动。

[白话解]

风病的典型症状，应该是半身不能随意转动，如果只是胳膊

（代指局部肢体）不能随意转动，则属于痹证。脉象微而且数，这是感受风邪所导致的。

［原文］

（2）寸口脉浮而紧，紧则为寒，浮则为虚；寒虚相搏，邪在皮肤；浮者血虚，络脉空虚；贼邪不泻[1]，或左或右，邪气反缓，正气即急，正气引邪，㖞僻不遂[2]。

邪在于络，肌肤不仁[3]；邪在于经，即重不胜[4]；邪入于腑，即不识人；邪入于脏，舌即难言，口吐涎。

［注释］

①贼邪不泻：贼邪，即虚邪贼风，泛指外邪。贼邪不泻指邪气留而不去。

②㖞僻不遂：㖞僻，即口角偏斜。㖞僻不遂，即口眼歪斜，不能随意运动。

③不仁：搔抓肌肤没什么感觉。

④即重不胜：即身重似乎不能承受。

［白话解］

寸口的脉象浮而紧，脉紧提示有寒邪，脉浮提示正虚，正虚之人感受外邪，邪气留滞肌表。脉浮提示了络脉气血亏虚，（正气无力祛邪，）邪气留而不去，邪气停留或在左侧或在右侧，受病邪侵袭的一侧表现为肌肉张力迟缓，而未受病邪侵袭的一侧反而表现为拘急，因此健侧牵引患侧，所以表现为口角歪向健侧，不能随意运动。

邪气留滞在络脉，（病变较轻，）表现为肌肤麻木不仁；邪气留滞在经脉，（病变较重，）表现为肢体沉重无力；邪气侵入六腑，（病情更重，）表现为神志障碍，不辨识人；邪气侵入五脏，

（病情危重，）表现为（不辨识人的同时又出现）言语困难，口吐涎沫。

[原文]

（3）寸口脉迟而缓，迟则为寒，缓则为虚，荣缓则为亡血^①，卫缓则为中风。邪气中经，则身痒而瘾疹^②；心气不足^③，邪气入中，则胸满而短气。

[注释]

①亡血：此处指血虚。

②瘾疹：即风疹，表现为皮肤上出现大小不等的团块，起伏不定。

③心气不足：指胸中正气不足。

[白话解]

寸口脉象迟缓，脉迟提示有外感寒邪，脉缓提示正气不足。沉而缓提示营气不足，多有血虚，浮而缓提示卫气不足，易受风邪侵袭。外感寒邪侵袭肌表，就会出现身痒而患风疹病证；胸中正气不足，外邪内传入里，则会出现胸满短气的症状。

[附方]

侯氏黑散：治大风^①，四肢烦重^②，心中恶寒不足者。《外台》治风癫。

菊花四十分　白术十分　细辛三分　茯苓三分　牡蛎三分桔梗八分防风十分　人参三分　矾石三分　黄芩五分　当归三分　干姜三分　川芎^③三分　桂枝三分

上十四味，杵为散，酒服方寸匕，日一服，初服二十日，温酒调服，禁一切鱼肉大蒜，常宜冷食，六十日止，即药积在腹中不下也。热食即下矣，冷食自能助药力。

［注释］

①大风：古代证候名。风邪直中脏腑，传变迅速，故称之为大风。

②烦重：烦，甚也。烦重指身体极其沉重。

③川芎：即川芎。

［白话解］

侯氏黑散：可以用来治疗得了大风病证，四肢非常沉重，阳气不足，胸脘部感觉寒冷的患者。《外台秘要》中记载治疗风癫。（方略）

将菊花、白术、细辛、茯苓、牡蛎、桔梗、防风、人参、矾石、黄芩、当归、干姜、川芎、桂枝这十四味药，捣为散剂，用酒送服一方寸匕，每日一次，刚开始服药的二十天用温热的酒冲调，禁止食用一切鱼肉大蒜（等油腻辛辣的食物），应该经常食用凉食，直到六十天为止，这样药物就停留在腹中而不会排出体外。热食容易使药力耗散，而冷食能缓缓发挥药力。

风引①汤：除热瘫痫②。

大黄 干姜 龙骨各四两 桂枝三两 甘草 牡蛎各二两 寒水石 滑石 赤石脂 白石脂 紫石英 石膏各六两

上十二味，杵，粗筛，以韦囊③盛之，取三指撮，井花水④三升，煮三沸，温服一升。治大人风引，少小惊痫瘛疭⑤，日数十发，医所不疗，除热方。巢氏云：脚气宜风引汤。

［注释］

①风引：俗称抽风、抽搐。即风痫掣引。

②瘫痫：瘫，即风瘫半身不遂；痫，即癫痫。

③韦囊：即皮革制成的药袋。韦，柔皮也。

④井花水：即清晨首次汲取的井水。

⑤惊痫瘛疭：惊痫，即惊风或癫痫之疾。瘛指筋脉拘急，疭为筋脉弛缓，瘛疭即动风抽搐。

[白话解]

风引汤：可以用来治疗风瘫及癫痫出现抽搐的患者。（方略）

将大黄、干姜、龙骨、桂枝、甘草、牡蛎、寒水石、滑石、赤石脂、白石脂、紫石英、石膏这十二味药，捣碎，粗粗地筛，用皮质药袋盛放，每次服用时撮取三指的量，用三升清晨首次汲取的井水，煎煮到水开三次之后，温服一升。治成人抽风，小儿惊风，每天发作几十次，其他医生都治不好。本方是清除热邪的方剂。巢元方说：治疗脚气可以使用风引汤。

防己地黄汤：治病如狂状，妄行①，独语不休②，无寒热，其脉浮。

防己一钱　　桂枝三钱　　防风三钱　　甘草二钱

上四味，以酒一杯，浸之一宿，绞取汁，生地黄二斤，咬咀，蒸之如斗米饭久，以铜器盛其汁，更绞地黄汁，和，分再服。

[注释]

①妄行：指行为反常。

②独语不休：即独自一人不停地胡言乱语。

[白话解]

防己地黄汤：可以用来治疗狂躁不宁，行为反常，不停地胡言乱语，没有恶寒发热（的表证症状），但脉浮的患者。（方略）

将防己、桂枝、防风、甘草这四味药，用一杯酒，浸泡一个晚上，绞取药汁，将二斤生地黄切碎，蒸差不多等同于将一斗米饭蒸熟所需的时间，用铜器盛放药汁，再绞取地黄汁，将两者混合，分两次服用。

头风①摩散方：大附子一枚，炮　盐等分

上二味为散，沐了②，以方寸匕，已摩③疾上，令药力行。

[注释]

①头风：发作性头痛、头眩，或头重。

②沐了：指洗过头之后。

③摩：一说外敷涂搽，一说涂上药后按摩。

[白话解]

头风摩散方（方略）

将大附子、盐这二味药制成散剂，用温水洗过头之后，取一方寸匕，涂抹在患处并加以按摩，使药力得以发挥。

[原文]

（4）寸口脉沉而弱，沉即主骨，弱即主筋，沉即为肾，弱即为肝。汗出入水中，如水伤心①。历节黄汗②出，故曰历节。

[注释]

①如水伤心：心主血脉，如水伤心指水湿伤及血脉。

②黄汗：指关节痛处溢出的汗样黄水。

[白话解]

寸口脉象沉而弱，脉沉提示骨病，脉弱提示筋病，（肾主骨,）脉沉提示肾亏，（肝主筋,）脉弱提示肝虚。又因汗出之时浸沾凉水，水湿伤及血脉，疼痛遍历全身关节，并且关节部位溢出像汗一样的黄水，因此称之为历节病。

[原文]

（5）趺阳①脉浮而滑，滑则谷气实，浮则汗自出。

[注释]

①趺阳：指胃脉，在足背上五寸骨间动脉处，即足阳明经的冲阳穴。

[白话解]

脚面的趺阳脉脉象浮而滑，脉滑提示胃气盛，脉浮提示（里热外越，腠理开泄故）汗出。

[原文]

（6）少阴脉①浮而弱，弱则血不足，浮则为风，风血相搏，即疼痛如掣。

[注释]

①少阴脉：包括手少阴神门脉和足少阴太溪脉，分别位于掌后锐骨端陷中和足内踝后五分陷中。仲景提少阴脉，普遍认为当为足少阴太溪脉，候肾气。

[白话解]

少阴脉脉象浮而弱，脉弱提示阴血亏虚，脉浮提示外感风邪，血虚之人感受风邪，则表现为关节犹如牵拽般的疼痛。

[原文]

（7）盛人①脉涩小，短气，自汗出，历节疼，不可屈伸，此皆饮酒汗出当风所致。

[注释]

①盛人：指身体肥胖，实则虚弱的人。

[白话解]

身体虚胖的人脉象涩小，并且有气短、自汗、关节疼痛，不能屈伸的症状，这都是饮酒过度，汗出又感受风邪所导致的。

[原文]

（8）诸肢节疼痛，身体尪羸^①，脚肿如脱^②，头眩短气，温温^③欲吐，桂枝芍药知母汤主之。

桂枝芍药知母汤方

桂枝四两　　芍药三两　　甘草二两　　麻黄二两　　生姜五两
白术五两　　知母四两　　防风四两　　附子二枚，炮

上九味，以水七升，煮取二升，温服七合，日三服。

[注释]

①尪羸：指身体瘦弱。

②脚肿如脱：指两小腿肿胀麻木，像是与身体脱离一样。

③温温（yùn，音同蕴）：指心中郁郁不舒。

[白话解]

肢体多个关节疼痛，身体瘦弱，小腿肿胀麻木，像是与身体分离了一样，头目眩晕，气短，心中郁郁不舒，常有想要呕吐的感觉的患者，应该用桂枝芍药知母汤。（方略）

将桂枝、芍药、甘草、麻黄、生姜、白术、知母、防风、附子这九味药，用七升水，煎煮到还剩下二升的时候，温服七合，每日三次。

[方解]

桂枝芍药知母汤，方中桂枝与附子温经散寒，通阳宣痹止痛；桂枝配麻黄、防风，辛温祛风散表寒；白术健脾燥湿；防风

配白术以祛表里之湿；生姜、甘草和中调胃；知母、芍药益阴清热，以防辛温化燥伤阴。全方具有祛风除湿，温经散寒的作用。

[原文]

（9）味酸则伤筋，筋伤则缓，名曰泄。咸则伤骨，骨伤则痿，名曰枯。枯泄相搏，名曰断泄。荣气不通，卫不独行，荣卫俱微，三焦无所御①，四属断绝②，身体羸瘦，独足肿大，黄汗出，胫冷。假令发热，便为历节也。

[注释]

①御：统领、统治。御，用也。

②四属断绝：四属，指皮、肉、脂、髓；断绝，不相连属，此处指皮肉脂髓得不到气血的滋养。

[白话解]

过食酸味则会伤筋，筋伤肢体则会弛缓不用，无法随意运动，称之为"泄"。过食咸味则会伤骨，骨伤则会痿软无力，无法行立，称之为"枯"。（此处是五脏对应五味及五体的关系，酸味对应肝，肝在体为筋，过食酸味会损伤筋；咸味对应肾，肾在体为骨，过食咸会损伤骨。）筋骨皆伤，则称之为"断泄"。荣气不能通畅运行，不能濡养筋骨，卫气运行失职，不能温煦肢体，荣卫俱虚，三焦的功能失常，全身失其营养，身体日渐消瘦，只有足部肿大。如果全身出黄汗，关节部位不热，则为黄汗病。如果只有关节部位流黄汗，并且发热，则属于历节病。

[原文]

（10）病历节不可屈伸，疼痛，乌头汤主之。

乌头汤方

治脚气①疼痛，不可屈伸。

麻黄　芍药　黄芪各三两　甘草二两, 炙　川乌五枚, 㕮咀, 以蜜二升, 煎取一升, 即出乌头

上五味, 㕮咀四味, 以水三升, 煮取一升, 去滓, 内蜜煎中, 更煎之, 服七合。不知, 尽服之。

[注释]

①脚气: 指以腿、脚肿胀疼痛或麻木不仁、软弱无力为主症的病证。

[白话解]

得了历节病, 关节屈伸困难, 疼痛剧烈的患者, 应该用乌头汤主治。

乌头汤方: 可以用来治疗脚气病疼痛剧烈、屈伸困难的患者。(方略)

将麻黄、芍药、黄芪、甘草、川乌这五味药, 将除乌头外的四味药切碎, 用三升水, 煎煮到还剩下一升的时候, 去掉药渣, 放入已经用乌头煎煮好的蜜煎中, 继续煎煮, 服用七合。如果服药后没什么起效的表现, 可以把剩下的汤药全部服下。

[方解]

乌头汤, 方中乌头温经散寒, 通阳宣痹止痛; 麻黄辛温宣散, 透表祛寒湿; 芍药行血宣痹, 配甘草酸甘化阴缓急舒筋; 黄芪益气固表, 防麻黄过于宣散; 蜜煎乌头缓解其毒性, 并助甘草调和诸药。全方具有温经散寒, 除湿宣痹的作用。

需要注意的是, 乌头辛热有毒, 服药后如果唇舌肢体麻木, 甚至昏眩吐泻, 但是脉搏、呼吸、神志等方面无明显的变化, 此为起效的表现, 即文中"知"的意思。如果服药后脉搏有间歇、呼吸急促、心跳加快甚至神志昏迷, 此为中毒反应, 应当及时抢救。

[附方]

矾石汤：治脚气冲心[①]。

矾石二两

上一味，以浆水一斗五升，煎三五沸，浸脚良。

[注释]

①脚气冲心：指兼有心悸、气喘、呕吐等症的脚气病。

[白话解]

矾石汤：可以用来治疗有心悸、气喘、呕吐等症状的脚气病患者。(方略)

将矾石这一味药，用一斗五升浆水，煎煮到水开三五次，用煎煮好的药汁泡脚效果不错。

《古今录验》续命汤：治中风痱[①]，身体不能自收持，口不能言，冒昧不知痛处，或拘急不得转侧。姚云：与大续命同，并治妇人产后去血者，及老人小儿)

麻黄 桂枝 当归 人参 石膏 干姜 甘草各三两 川芎一两 杏仁四十枚

上九味，以水一斗，煮取四升，温服一升，当小汗，薄覆脊[②]，凭几坐，汗出则愈；不汗更服。无所禁，勿当风。并治但伏不得卧，咳逆上气，面目浮肿。

[注释]

①中风痱：指以身体不能自如活动而且不知痛痒的病证。

②薄覆脊：用薄衣、被覆盖脊背。

[白话解]

《古今录验》续命汤：可以用来治疗中风痱，身体不能自如活动，或是拘急作痛，难以转动，言语困难，头目昏冒，不知痛痒的患者。姚说：和大续命汤相同，也可以治疗妇女产后失血过多的患者，以及老人和孩子。（方略）

将麻黄、桂枝、当归、人参、石膏、干姜、甘草、川芎、杏仁这九味药，用一斗水，煎煮到还剩下四升的时候，温服一升，服药后应当微微出汗，用薄衣、被覆盖脊背，靠着矮桌坐好，汗出则能病愈；如果未能出汗，继续服本方。没有什么特别的禁忌，切勿受风。也用以治疗仰卧时呼吸困难，趴着时稍有缓解，咳嗽气喘，颜面眼目浮肿的患者。

《千金》三黄汤：治中风手足拘急，百节疼痛，烦热心乱，恶寒，经日不欲饮食。

麻黄五分　独活四分　细辛二分　黄芪三分　黄芩三分

上五味，以水六升，煮取二升，分温三服，一服小汗，二服大汗。心热①加大黄二分，腹满加枳实一枚，气逆加人参三分，悸加牡蛎三分，渴加栝楼根三分，先有寒加附子一枚。

［注释］

①心热：此处指胃肠的实热。

［白话解］

《千金》三黄汤：可以用来治疗外受风邪而导致的手足拘挛，全身肢节疼痛，心中烦乱发热，恶寒，数日食欲不佳的患者。（方略）

将麻黄、独活、细辛、黄芪、黄芩这五味药，用六升水，煎煮到还剩下二升的时候，分三次温服，第一次服药后应微微出汗，第二次服药后出汗较多。如果有胃肠实热的表现可以在药中加二分大黄，腹部胀满的可以加一枚枳实，气上逆的可以加三分人参，心悸的加三分牡蛎，口渴的加三分栝楼根，如果之前受寒的可以加一枚附子。

《近效方》术附子汤：治风虚[①]头重眩，苦极，不知食味，暖肌补中，益精气。

白术二两　附子一枚半，炮，去皮　甘草一两，炙

上三味，剉，每五钱匕，姜五片，枣一枚，水盏半，煎七分，去滓，温服。

［注释］

①风虚：指阳虚恶风。

［白话解］

《近效方》术附汤：可以用来治疗阳虚受寒，头重眩晕，痛苦至极，饮食乏味的患者，具有温养阳气，补益精气的功效。（方略）

将白术、附子、甘草这三味药，切开，每五钱匕中加入生姜五片，大枣一枚，用一杯半水，煎煮到剩下七分的量，去掉药渣，温服。

崔氏八味丸：治脚气上入，少腹不仁。

干地黄八两　山茱萸　薯蓣各四两　泽泻　茯苓　牡丹皮各三两
桂枝　附子炮，各一两

上八味，末之，炼蜜和丸梧子大，酒下十五丸，日再服。

［白话解］

崔氏八味丸：可以用来治疗脚气病患者寒湿之气上逆，小腹麻木的。（方略）

将干地黄、山茱萸、薯蓣、泽泻、茯苓、牡丹皮桂枝、附子这八味药，制成药末，炼蜜做成梧桐子大小的丸药，每次用酒送

服十五丸，每日两次。

《千金方》越婢加术汤：治肉极①，热则身体津脱，腠理开，汗大泄，厉风气，下焦脚弱。

麻黄_{六两}　石膏_{半斤}　生姜_{三两}　甘草_{二两}　白术_{四两}　大枣_{十五枚}

上六味，以水六升，先煮麻黄，去上沫，内诸药，煮取三升，分温三服。恶风加附子一枚，炮。

［注释］

①肉极：指身体消瘦、乏力的病证。

［白话解］

《千金方》越婢加术汤：可以用来治疗肉极，发热后汗大出而损伤津液，腠理开泄，汗出较多，而导致厉风气，下肢痿软无力的患者。（方略）

将麻黄、石膏、生姜、甘草、白术、大枣这六味药，用六升水，先煮麻黄，去掉浮沫，再放入其他药物，煎煮到还剩下三升的时候，分三次温服。如果有恶风的症状可以加一枚炮制好的附子。

血痹虚劳病脉证并治第六

论一首　脉证九条　方九首

[题解]

本篇主要论述血痹、虚劳病的病因病机、脉证及治疗。

血痹，以身体局部麻木不仁为主症，多因气血不足，复感风邪所致。

虚劳，以诸虚不足，病势缠绵为特征，因多种原因导致脏腑虚衰、气血阴阳不足而致，是慢性衰弱性疾病的总称。

血痹、虚劳病均有气血的虚损，故合为一篇论述，但重点在虚劳病。

[原文]

（1）问曰：血痹①病从何得之？师曰：夫尊荣人②骨弱③肌肤盛④，重⑤因疲劳汗出，卧不时动摇，加被微风，遂得之。但以脉自微涩⑥，在寸口、关上小紧⑦，宜针引阳气，令脉和紧去则愈。

[注释]

①血痹：是以气血不足，感受外邪所引起的以肢体局部麻木为主证的疾病。

②尊荣人：指好逸恶劳、养尊处优的人。

③骨弱：肾主骨，骨弱在此可理解为肾的虚损。

④肌肤盛：即肌肤丰盈。《广韵·四十五劲》："盛，多也"。

⑤重：又、再。《广雅·释言》："重，再也"。

⑥微涩：《伤寒论》平脉法篇："寸口脉微而涩，微者卫气不行，涩者荣血不足"。

⑦小紧：《脉经》卷一第十三："脉细小紧急病速进"。

[白话解]

提问：血痹病是怎样得的呢？老师回答说：那些好逸恶劳、养尊处优的人，外表上看起来肌肤丰腴，实则肾亏骨弱，如果再因稍微劳动一些就会汗出，睡卧时辗转不定，再加上感受风寒，就会得血痹病。如果仅仅是脉象稍微有点儿涩，在寸脉、关脉稍微有点儿紧象，只需要用针刺疗法通行阳气，使气血运行通畅，脉象平和，紧象消失，就会痊愈。

[原文]

（2）血痹阴阳俱微①，寸口、关上微，尺中小紧，外证身体不仁②，如风痹③状，黄芪桂枝五物汤主之。

黄芪桂枝五物汤方

黄芪三两　芍药三两　桂枝三两　生姜六两　大枣十二枚

上五味，以水六升，煮取二升，温服七合，日三服。一方有人参。

[注释]

①阴阳俱微：一说寸关部浮取、沉取脉象皆微，一说营卫气血俱虚。

②身体不仁：尤怡注："不仁者，肌体顽痹，痛痒不觉"。身体不仁即肌肤知觉迟钝、麻木，不觉痛痒。

③风痹：肢节疼痛，游走不定的一种痹症。《灵枢·寿夭刚

柔》:"病在阳者名曰风,病在阴者名曰痹,阴阳俱病名曰风痹"。

[白话解]

得了血痹病的患者,(因营卫气血俱虚)寸、关部浮取、沉取脉象皆微,寸脉和关脉脉象微弱,尺脉脉象稍微有点儿紧,在外表现为肌肤知觉迟钝、麻木,不觉痛痒,犹如风痹病的表现,应该用黄芪桂枝五物汤来治疗。(方略)

将黄芪、芍药、桂枝、生姜、大枣这五味药,用六升水,煎煮到还剩下二升的时候,温服七合,每日三次。

[方解]

黄芪桂枝五物汤,实为桂枝汤去甘草、倍生姜,加黄芪而成。方中黄芪益气升阳,桂枝温经通阳,生姜助桂枝宣散表邪,大枣协黄芪甘温益气,芍药养血合营,桂枝、芍药、生姜、大枣调和营卫。全方具有益气通阳行痹的作用。

[原文]

(3) 夫男子平人^①,脉大为劳^②,极虚亦为劳。

[注释]

①平人:指从外表上看好像无病,实则脏腑气血已经亏虚而能在脉象上显示出来的患者。即《难经》中"脉病形不病"者。

②劳:指劳病,此篇为虚劳。朱骏声曰:"今俗谓血弱病曰'痨',实当作'劳',凡劳于力气,劳于酒色皆是。"

[白话解]

男子从外表上看不出明显的症状,但脉象浮大无力或极虚者,都是患有虚劳病。(本篇多次提到男子,并非虚劳仅发生于男子,而是房劳伤肾的代称。)

（4）男子面色薄^①者，主渴及亡血，卒喘悸^②，脉浮者，里虚也。

［注释］

①面色薄：薄，不厚也，即面不丰腴，色无润泽，指面色淡白无华。

②卒喘悸：卒，遽（jù，音同巨）也。即稍一活动就感觉气喘心悸。

［白话解］

男子面色淡白无华，且有口渴症状，提示血虚，稍一活动就感到气喘心悸，脉象浮而无力的患者，是有在内的虚损。

[原文]

（5）男子脉虚沉弦^①，无寒热，短气里急^②，小便不利，面色白，时目瞑^③，兼衄，少腹满，此为劳使之然。

［注释］

①脉虚沉弦：指沉取虚软并带弦而无力的脉象。

②里急：指腹中拘急作痛。

③目瞑：指目眩，两眼昏花。

［白话解］

男子的脉象沉取虚软并带弦而无力之象，没有恶寒发热（的表证症状），呼吸短促，腹部拘急作痛，小便不通畅，面色苍白，常常感到两眼昏花，视物不清，并有鼻出血，小腹胀满，这都是虚劳病引起的症状。

[原文]

(6) 劳之为病，其脉浮大，手足烦^①，春夏剧，秋冬瘥，阴寒^②精自出，酸削^③不能行。

[注释]

①手足烦：指手足心烦热。

②阴寒：阴，指前阴。阴寒指患者自觉前阴寒冷。

③酸削：一说双腿酸软；一说两腿酸痛消瘦。

[白话解]

虚劳病的典型表现是，脉象浮大无力，手足心烦热，春夏季节病情加重，秋冬季节病情减轻（春夏季节，自然界的阳气相对旺盛，能够帮助人体虚阳与阴邪抗争，因此症状加重；秋冬季节，自然界的阳气相对衰弱，不能资助人体虚阳，虚阳无力与阴邪相争，症状反而减轻），感觉前阴寒冷，并有滑精的症状，双腿酸软，行走困难。

[原文]

(7) 男子脉浮弱而涩，为无子，精气清冷_{一作冷}。

[白话解]

男子脉象浮弱而涩，（真阳不足则脉浮弱，精血不足则脉涩，阴阳惧虚），精液清稀冰凉_{另一版本写作"泠"}，不能授胎，故无法生育。

[原文]

(8) 夫失精家^①，少腹弦急，阴头寒，目眩_{一作目眶痛}，发落，脉极虚芤迟，为清谷、亡血、失精。脉得诸芤动微紧，男子失精，女子梦交，桂枝加龙骨牡蛎汤主之。

桂枝加龙骨牡蛎汤方

《小品》云：虚弱浮热汗出者，除桂，加白薇、附子各三分，故曰二加龙骨汤

桂枝　芍药　生姜各三两　甘草二两　大枣十二枚　龙骨
牡蛎各三两

上七味，以水七升，煮取三升，分温三服。

[注释]

①失精家：素有遗精症状的人。

[白话解]

经常梦中遗精的人，小腹拘急疼痛，阴茎头部寒冷，视物昏花另一版本写作"目眶痛"，头发脱落，脉象很虚或有芤迟之象，与完谷不化、大失血、精液耗损相关（表示脾肾亏虚）。当出现芤动或微紧的脉象，（是阳不能敛，阴不能守，）男子多有患梦遗，女子多患梦交，应该用桂枝加龙骨牡蛎汤治疗。（方略）

将桂枝、芍药、生姜、甘草、大枣、龙骨、牡蛎这七味药，用七升水，煎煮到还剩下三升的时候，分三次温服。

[方解]

桂枝加龙骨牡蛎汤，即桂枝汤加龙骨、牡蛎。用桂枝汤以调和阴阳；用龙骨、牡蛎以潜镇固涩，宁心安神。全方具有固涩肾精，调和阴阳，标本兼治的作用。

天 雄 散 方

天雄三两，炮　白术八两　桂枝六两　龙骨三两

上四味，杵为散，酒服半钱匕，日三服，不知，稍增之。

[白话解]

将天雄三两、白术、桂枝、龙骨这四味药，捣为散剂，每次

用酒送服半钱匕，每日三次，服药后没什么起效的表现，稍微增大药量。

[方解]

天雄散，方中以天雄为君，温补肾阳以固守先天之本；重用白术以助脾之运化，培其后天之本；桂枝温振心阳；龙骨固涩肾精。全方先后天并重，心肾皆治，助化源而止失精，具有补阳摄阴的作用。

[原文]

（9）男子平人，脉虚弱细微者，喜盗汗也。

[白话解]

男子外表看上去正常，脉象却虚弱细微的，（形不病而脉病，为阴阳气血皆虚，是阳虚不固，阴虚不守，故）经常会出现盗汗。

[原文]

（10）人年五六十，其病脉大者，痹侠背行，若肠鸣，马刀、侠瘿①者，皆为劳得之。

[注释]

①马刀、侠瘿：结核生于腋下，形如马刀的名为"马刀"；生于颈旁如贯珠的名为"侠瘿"。

[白话解]

五六十岁的人，症状有脉象虚大，脊背两侧有麻木之感，如果出现腹中肠鸣，腋下及颈旁有结核状肿胀等的，大多是虚劳引起的。

[原文]

（11）脉沉小迟，名脱气①，其人疾行则喘喝，手足逆寒，腹满，甚则溏泄，食不消化也。

[注释]

①脱气：指阳气虚弱的病机。

[白话解]

脉象沉且稍有迟象（表示脾肾阳虚），这种病证称为"脱气"，得了这种病证的患者稍微剧烈活动就会气喘吁吁，手足冰冷，腹中胀满，严重的还会出现腹泻，完谷不化的症状。

[原文]

（12）脉弦而大，弦则为减，大则为芤，减则为寒，芤则为虚，虚寒相搏，此名为革。妇人则半产①漏下②，男子则亡血失精。

[注释]

①半产：指胎儿基本成形而流产的情况，俗称小产。
②漏下：指非经期而阴道出血，淋漓不断。

[白话解]

脉象弦而大，弦脉重按减弱，大脉按之中空如芤脉，重按减弱的弦脉提示寒证，大而中空的芤脉提示虚证，弦脉芤脉之象并见，称为革脉。妇人见革脉多有小产、漏下之证，男子见革脉多有亡血或遗精。

[原文]

（13）虚劳里急，悸，衄，腹中痛，梦失精，四肢酸疼，手足烦热，咽干口燥，小建中汤主之。

小建中汤方

桂枝三两，去皮　甘草三两，炙　大枣十二枚　芍药六两
生姜三两　胶饴一升

上六味，以水七升，煮取三升，去滓，内胶饴，更上微火消解，温服一升，日三服。呕家不可用建中汤，以甜故也。《千金》疗男女因积冷气滞，或大病后不复常，苦四肢沉重，骨肉酸疼，吸吸少气，行动喘乏，胸满气急，腰背强痛，心中虚悸，咽干唇燥，面体少色，或饮食无味，胁肋腹胀，头重不举，多卧少起，甚者积年，轻者百日，渐致瘦弱，五脏气竭，则难可复常，六脉俱不足，虚寒乏气，少腹拘急，羸瘠百病，名曰黄芪建中汤，又有人参二两。

［白话解］

得了虚劳病，有腹中拘急疼痛，心悸，鼻出血，梦中遗精，四肢酸痛，手足心发热，咽干口燥症状的患者，（这是往往是阴损及阳，阳损及阴，导致阴阳两虚，故症状寒热错杂，）应该用小建中汤来治疗。（方略）

将桂枝、甘草、大枣、芍药、生姜、胶饴这六味药，用七升水，煎煮到还剩下三升的时候，去掉药渣，加入胶饴，再放小火上使之溶解，温服一升，每日三次。患呕吐的患者不可服用小建中汤，因为药味过甜会加重呕吐。《千金要方》中治疗男女由于久积冷气，气滞不行，或重病之后没有完全恢复，有四肢沉重，身体酸疼，短气，行动后气喘乏力，胸满，呼吸急促，腰背僵硬疼痛，惊慌心虚，口唇干燥，身体面色苍白，或者食欲减退，胁腹胀满，头沉不易抬起，常欲静卧，懒动，严重的持续多年，轻的数月，逐渐削瘦，五脏精气虚衰的，就难以恢复健康了，气血津液都有虚损，怕冷少气，小腹拘急不舒，瘦弱及各种疾病，叫做黄芪建中汤，又加入人参二两。

［方解］

《金匮要略心典》谓："求阴阳之和者，必求于中气，求中气之立者，必以建中也。"小建中汤，为桂枝汤倍芍药加饴糖而成。

甘草、饴糖与桂枝、生姜，辛甘化阳，与芍药、大枣酸甘化阴，阴阳相生，中气自立；重用芍药滋养脾营，缓急止痛；重用饴糖建立中气。全方具有调和阴阳，补益脾胃的作用，化源充盛则虚劳可愈。

[原文]

（14）**虚劳里急，诸不足，黄芪建中汤主之。**于小建中汤内加黄芪一两半，余依上法。气短胸满者加生姜；腹满者去枣，加茯苓一两半；及疗肺虚损不足，补气加半夏三两。

[白话解]

得了虚劳病，腹中拘急疼痛，气血阴阳都不足的患者，应该用黄芪建中汤来治疗。在小建中汤中加入黄芪一两半，其余煎服方法参照上一条。如果有气短，胸中胀闷症状的患者，加生姜；腹部胀满的，去大枣，加茯苓一两半；又可以治疗肺气虚损，补肺气的加半夏三两。

[方解]

黄芪建中汤，为小建中汤加一两半黄芪而成。本方以黄芪为君，功效类小建中而补益中气之力更佳，适用于阴阳两虚而偏于气虚者。

[原文]

（15）**虚劳腰痛，少腹拘急，小便不利者，八味肾气丸主之。**方见脚气中

[白话解]

得了虚劳病，腰痛，小腹拘急不适，小便不通畅的患者，（为肾气亏虚，）应该用八味肾气丸来治疗。八味肾气丸方见于中风历节病篇的附方，治疗脚气上入的内容中

肾气丸为补肾之祖方，肾为先天之本，水火之宅。方用山萸、干地黄、山药滋补肾水，少佐附子、桂枝温肾之阳，取"阴中求阳"、"少火生气"之意，以温补肾气；茯苓、泽泻渗利水湿；丹皮活血清虚热，使补而不腻，补中有泄。肾气充实，气化复常，则诸症自除。

[原文]

(16) 虚劳诸不足，风气^①百疾，薯蓣丸主之。

薯蓣^②丸方

薯蓣三十分　当归　桂枝　曲　干地黄　豆黄卷各十分
甘草二十八分　川芎　麦门冬　芍药　白术　杏仁各六分
人参七分　柴胡　桔梗　茯苓各五分　阿胶七分　干姜三分
白敛二分　防风六分　大枣百枚为膏

上二十一味，末之，炼蜜和丸，如弹子大，空腹酒服一丸，一百丸为剂。

[注释]

①风气：泛指外邪。

②薯蓣：即山药。

[白话解]

得了虚劳病，气血阴阳都不足，易感受外邪而引发各种疾病的患者，应该用薯蓣丸来治疗。（方略）

将薯蓣、当归、桂枝、曲、干地黄、豆黄卷、甘草、川芎、麦门冬、芍药、白术、杏仁、人参、柴胡、桔梗、茯苓、阿胶、干姜、白敛、防风、大枣这二十一味药，打成粉末，炼蜜做成如弹子大的蜜丸，空腹用酒送服一丸，一百丸为一疗程。

[方解]

薯蓣丸，方中重用薯蓣为君，专补脾胃；白术、人参、茯苓、干姜、豆黄卷、大枣、甘草、神曲健脾益气；当归、川芎、麦门冬、芍药、阿胶养血滋阴；柴胡、桂枝、防风祛风散邪；杏仁、桔梗、白蔹理气开郁。补益脾胃为主，意在助气血之化源，寓祛邪于补虚之中，使补虚而不恋邪，祛邪而不伤正，并以酒送服助行药力。而调理虚劳非一日之功，故取"丸者缓也"之意，以丸剂长时间缓缓建功。全方具有补益脾胃，益气养血，祛风散邪的作用。

[原文]

（17）虚劳虚烦不得眠，酸枣仁汤主之。

酸枣仁汤方

酸枣仁二升　甘草一两　知母二两　茯苓二两　川芎二两

《深师》有生姜二两

上五味，以水八升，煮酸枣仁，得六升，内诸药，煮取三升，分温三服。

[白话解]

得了虚劳病，（因肝之阴血亏虚，血不养心，导致）烦躁不安，难以入睡的患者，应该用酸枣仁汤来治疗。（方略）

将酸枣仁、甘草、知母、茯苓、川芎这五味药，用八升水，先煮酸枣仁，煎煮到还剩下六升的时候，再加入其他药物，煎煮到还剩下三升的时候，分三次温服。

[方解]

酸枣仁汤，方中重用酸枣仁为君，养心肝阴血，安神宁心，与甘草配伍酸甘化阴，增养阴之力；佐以川芎之辛散，调肝血而疏肝气，与大量酸枣仁相伍，散收并用，补血与行血结合；茯苓宁心安神；知母苦寒，滋阴清热。全方体现了仲景治肝"补用酸，助用焦苦，益用甘味之药调之"的法则，具有补肝养血，宁心安神的作用。

[原文]

（18）五劳虚极羸瘦，腹满不能饮食，食伤、忧伤、饮伤、房室伤、饥伤、劳伤、经络营卫气伤，内有干血^①，肌肤甲错^②，两目黯黑。缓中补虚，大黄䗪虫丸主之。

大黄䗪虫丸方

大黄十分，蒸　黄芩二两　甘草三两　桃仁一升　杏仁一升　芍药四两　干地黄十两　干漆一两　虻虫一升　水蛭百枚　蛴螬一升　䗪虫半升

上十二味，末之，炼蜜和丸小豆大，酒饮服五丸，每日三服。

[注释]

①干血：指瘀血日久，多是因虚致瘀。
②肌肤甲错：皮肤粗糙如鱼鳞状。

[白话解]

由于五劳而致身体极度虚弱消瘦，腹中胀满，饮食难入，这是由于饮食不节制、忧伤过度、饮酒过度、房事过度、饥饿太久、劳累过度、损伤了经络与营卫之气，体内有瘀血停留日久，皮肤粗糙如鱼鳞，两眼眶周围呈深黑色。宜在破血逐瘀药物中配伍少量补益气血之剂，用丸剂的方式缓缓祛除瘀血，应该用大黄䗪虫丸来治疗。（方略）

将大黄、黄芩、甘草、桃仁、杏仁、芍药、干地黄、干漆、虻虫、水蛭、蛴螬、䗪虫这十二味药，打成粉末，炼蜜制成小豆大小的丸药，用酒送服五丸，每日三次。

[方解]

大黄䗪虫丸，方中大黄、䗪虫、桃仁、水蛭、虻虫、蛴螬、干漆破血逐瘀；芍药、地黄养血润燥；杏仁行气；黄芩清热；甘草、白蜜益气和中。在大量破血逐瘀药物中佐用补养阴血之品，以丸药内服，峻药缓用，使瘀血去而新血自生，则虚劳干血可愈。全方具有攻逐瘀血，补中养阴的作用。

[附方]

《千金翼》炙甘草汤—云复脉汤：治虚劳不足，汗出而闷，脉结、悸，行动如常，不出百日，危急者十一日死。

甘草四两，炙　桂枝　生姜各三两　麦门冬半升　麻仁半升　人参　阿胶各二两　大枣三十枚　生地黄一斤

上九味，以酒七升，水八升，先煮八味，取三升，去滓，内胶消尽，温服一升，日三服。

[白话解]

《千金翼》炙甘草汤有的牌本称为复脉汤：可以用来治疗虚劳病，气血阴阳不足，汗出胸闷，脉结代，心悸，虽然行动正常，但往往活不过百日，危急的十一日便会有性命之忧。（方略）

将甘草、桂枝、麦门冬、麻仁、人参、阿胶、大枣、生地黄这九味药，用七升酒，八升水，先煎煮除阿胶外的八味药，煎煮到还剩下三升的时候，去掉药渣，再放入阿胶烊化，温服一升，每日三次。

《肘后》獭肝散：治冷劳，又主鬼疰一门相染[①]。

獭肝一具

炙干末之，水服方寸匕，日三服。

［注释］

①鬼疰（zhù，音同注）一门相染：传染性疾病，病邪交相染易，一人病死，一人复得，似鬼神作祟。

［白话解］

《肘后方》獭肝散：可以用来治疗寒性虚劳病，又可以治疗传染性极强的疾病。（方略）

将獭肝烤干打成粉，用水送服方寸匕，每日三次。

肺痿肺痈咳嗽上气病脉证治第七
论三首　脉证四条　方十六首

[题解]

本篇论述肺痿、肺痈、咳嗽上气病的辨证论治。

肺痿为肺叶痿弱不用，临床以咳吐浊唾涎沫，脉数而虚为主症，为肺脏慢性衰弱性疾患，有虚寒和虚热两种。

肺痈为肺叶变生痈脓的病证，以咳嗽、胸痛、吐脓血腥臭痰为主症，有表证期、酿脓期、溃脓期三个阶段，多为实证。

咳嗽上气为肺气上逆引起的以咳嗽气喘、喉中痰鸣为主症的疾病，仲景又称之为肺胀。咳嗽上气亦有虚实之分，但本篇论述以实证为主。

因此三种病的病位相同，症状相似，故合为一篇论述。

[原文]

（1）问曰：热在上焦者，因咳为肺痿。肺痿之病，何从得之？师曰：或从汗出，或从呕吐，或从消渴①，小便利数，或从便难，又被快药②下利，重亡津液，故得之。曰：寸口脉数，其人咳，口中反有浊唾涎沫者何？师曰：为肺痿之病。若口中辟辟③燥，咳即胸中隐隐痛，脉反滑数，此为肺痈，咳唾脓血。脉数虚者为肺痿，数实者为肺痈。

[注释]

①消渴：一指热病过程中出现的口渴不已，饮不解渴的症

状；二指以多食、多饮、多尿和形体消瘦为特点的病证，类似现代医学的糖尿病。

②快药：指大黄一类的苦寒攻下药。

③辟辟：形容口中干燥的感觉。

[白话解]

提问：热在上焦胸肺，引起咳嗽而成为肺痿。肺痿病是怎么得的呢？老师回答说：有的是因为汗出过多所致，有的是因为呕吐频作所致，有的是因为口渴严重，又有小便的频多所致，有的是因为大便不通，又误用苦寒攻下的药物引起腹泻所致，这些情况都令津液大量亡失，从而患上肺痿。提问：寸口脉有数象，患者有咳嗽，口中却有很多黏稠的口水，是什么病呢？老师回答说：这种病是肺痿。如果口中非常干燥，咳嗽的时候会引发胸中隐隐作痛，脉象反而是滑数的，这种病是肺痈，会有咳吐出脓血的症状。脉象数而重按无力的是肺痿，数而重按有力的是肺痈。

[原文]

（2）问曰：病咳逆，脉之何以知此为肺痈？当有①脓血，吐之则死，其脉何类？师曰：寸口脉微②而数，微则为风，数则为热；微则汗出，数则恶寒。风中于卫，呼气不入；热过③于荣，吸而不出。风伤皮毛，热伤血脉。风舍④于肺，其人则咳，口干喘满，咽燥不渴，多唾浊沫，时时振寒。热之所过，血为之凝滞，蓄结痈脓，吐如米粥。始萌可救，脓成则死。

[注释]

①当有："当"同"倘"，即如有。

②微：作"浮"字解。

③过：作"至"或"入"解。

④舍：作"留"解。

[白话解]

提问：症状有咳嗽气逆，诊脉时如何判断这种病是肺痈？如果有吐脓血的症状是很危重的，这时的脉象是怎样的？老师回答说：寸口脉浮而数，脉浮提示有外邪，脉数提示有热邪存在；脉浮就会出汗，脉数就会怕冷。风邪侵袭卫表，导致呼气困难；热邪侵袭营血，导致吸气困难；风邪损伤皮毛，热邪损伤血脉。风邪留于肺脏，患者就会咳嗽、口干、气喘、胸满、咽喉干燥却不渴，时常咳吐稠痰或泡沫痰，时常寒战。热邪所侵袭的地方，血会因热而凝结，积蓄结聚而成痈脓，咳吐之物状如米粥。疾病初期尚有机会救治，如待脓成则预后较差。

[原文]

（3）上气面浮肿，肩息①，其脉浮大，不治，又加利尤甚。

[注释]

①肩息：气喘而抬肩呼吸，是呼吸极度困难的表现。

[白话解]

咳嗽气逆，面部浮肿，抬肩呼吸，脉象浮大的患者，较为难治。如果还有腹泻的症状（气喘为阳气上脱，腹泻为阴液下脱，阴阳将要离绝），就更加难治。

[原文]

（4）上气喘而躁者，属肺胀，欲作风水，发汗则愈。

[白话解]

咳嗽气逆，气喘（太过严重）而烦躁的，属于肺胀病，有可能会发展成为风水病证，用发汗的方法即可治愈。

[原文]

（5）肺痿吐涎沫而不咳者，其人不渴，必遗尿，小便数，所以然者，以上虚不能制下故也。此为肺中冷，必眩，多涎唾，甘草干姜汤以温之。若服汤已渴者，属消渴。

甘草干姜汤方

甘草四两，炙　干姜二两，炮

上㕮咀，以水三升，煮取一升五合，去滓，分温再服。

[白话解]

得了肺痿，频繁吐唾沫却不咳的患者，口不渴，一定会有遗尿、小便频的症状，之所以会出现这样的症状，是因为上焦虚弱无法约束下焦的缘故。这是肺脏虚寒，一定会头晕，经常吐清稀的口水，应该用甘草干姜汤来温煦肺脏。如果服甘草干姜汤后出现口渴的，便不属于肺痿而属于消渴病。（方略）

将甘草、干姜将这二味药切碎，用三升水，煎煮到还剩下一升五合的时候，去掉药渣，分两次温服。

[方解]

甘草干姜汤，方中干姜温复脾肺之阳，炙甘草益中气。二药配伍，辛甘化阳，一方面直接温肺化饮，另一方面温补脾气，培土生金，共治虚寒肺痿之证。

[原文]

（6）咳而上气，喉中水鸡声①，射干麻黄汤主之。

射干麻黄汤方

射干十三枚一法三两　麻黄四两　生姜四两　细辛三两　紫

菀三两　款冬花三两　五味子半斤　大枣七枚　半夏大者八枚，洗一法半升

上九味，以水一斗二升，先煮麻黄两沸，去上沫，内诸药，煮取三升，分温三服。

[注释]

①水鸡声：水鸡指田鸡，俗称蛙。形容喉中痰鸣音不断，好似田鸡的叫声。

[白话解]

咳嗽气逆，喉中痰鸣音不断，如田鸡叫声的患者，（这是寒饮郁肺，痰阻气道导致的，）应该用射干麻黄汤来治疗。（方略）

将射干、麻黄、生姜、细辛、紫菀、款冬花、五味子、大枣、半夏这九味药，用一斗二升水，先煮麻黄，煮到水沸腾两次之后，去除浮沫，加入其他药物，煎煮到还剩下三升的时候，分三次温服。

[方解]

射干麻黄汤，方中射干为君，化痰散结；麻黄宣肺平喘；生姜、细辛温肺化饮；款冬花、紫菀、半夏降气化痰；五味子收敛肺气，与麻、姜、辛、夏配伍，使散中有收，不至发散太过；大枣和中，防止伤正。全方具有散寒化饮，止咳降气的作用。

[原文]

(7) 咳逆上气，时时吐浊，但坐不得眠，皂荚丸主之。

皂 荚 丸 方

皂荚八两，刮去皮，用酥炙

上一味，末之，蜜丸梧子大，以枣膏和汤取三丸，日

三夜一服。

[白话解]

咳嗽气逆，时常吐出浓稠痰液，这是由于痰浊壅肺，（平卧则气喘加剧，）只可坐立，难以入眠的患者，应该用皂荚丸来治疗。（方略）

将皂荚这一味药，打成粉末，用蜜做成梧桐子大小的丸药，用枣膏和成汤送服三丸，白天服三次，晚上服一次。

[方解]

此证痰饮较盛，当用峻药祛除，故用皂荚之辛咸，利窍涤痰；又恐药伤正气，故配蜂蜜、枣膏服用，缓其峻烈之性，顾护脾胃，令邪去而正不伤。

[原文]

（8）咳而脉浮者，厚朴麻黄汤主之。

厚朴麻黄汤方

厚朴五两　麻黄四两　石膏如鸡子大　杏仁半升　半夏半升　干姜二两　细辛二两　小麦一升　五味子半升

上九味，以水一斗二升，先煮小麦熟，去滓，内诸药，煮取三升，温服一升，日三服。

[白话解]

咳嗽而脉象浮的患者，（脉浮主表，又主病邪在上，）应该用厚朴麻黄汤来治疗。（方略）

将厚朴、麻黄、石膏、杏仁、半夏、干姜、细辛、小麦、五味子这九味药，用一斗二升水，先煮小麦至熟，去掉药渣，再加入其他药物，煎煮到还剩下三升的时候，温服一升，每日三次。

[方解]

厚朴麻黄汤，方中厚朴、麻黄、杏仁宣肺行气平喘；干姜、细辛、半夏化痰止咳；石膏清热除烦；久咳心神暗耗，用小麦安神养心；五味子收敛肺气，使全方散收并用。全方具有散饮降逆，止咳平喘的作用。

[原文]

（9）脉沉者，泽漆汤主之。

泽 漆 汤 方

半夏半升　紫参五两一作紫菀　泽漆三斤，以东流水五斗，煮取一斗五升　生姜五两　白前五两　甘草　黄芩　人参　桂枝各三两

上九味，呋咀，内泽漆汁中，煮取五升，温服五合，至夜尽。

[白话解]

咳嗽而脉象沉的患者，（脉沉主里，又主水饮，）应该用泽漆汤来治疗。（方略）

将半夏、紫参、泽漆、生姜、白前、甘草、黄芩、人参、桂枝这九味药切碎，放入煎煮好的泽漆汁中，煎煮到还剩下五升的时候，温服五合，到晚上将药服完。

[方解]

脉沉往往为水饮之征，故方用泽漆消痰逐水；生姜、半夏散饮降逆；桂枝通阳；白前止咳平喘；紫参利大小便（根据《神农本草经》），使水有去路；人参、甘草培土生金，培养正气；水饮郁久化热，故用黄芩清热。全方具有逐水通阳，止咳平喘的作用。

（10）大逆上气，咽喉不利，止逆下气者，麦门冬汤主之。

麦门冬汤方

麦门冬七升　半夏一升　人参三两　甘草二两　粳米三合大枣十二枚

上六味，以水一斗二升，煮取六升，温服一升，日三夜一服。

[白话解]

虚火上炎导致咳嗽气逆，咽喉干燥不适，实现（养阴清热）遏止气机上逆功效的方剂，应该用麦门冬汤。（方略）

将麦门冬、半夏、人参、甘草、粳米、大枣这六味药，用一斗二升水，煎煮到还剩下六升的时候，温服一升，白天服三次，晚上服一次。

[方解]

治肺痿属虚热者用麦门冬汤。方中重用麦冬为君，滋养肺阴，清降虚火；半夏降气化痰，同时与大量麦冬配伍，半夏得麦冬降而不燥，麦冬得半夏润而不腻，半夏之辛散更可助阴津布散；粳米、甘草、人参、大枣益气养胃，培土生金。全方具有润肺降火的作用。

[原文]

（11）肺痈，喘不得卧，葶苈大枣泻肺汤主之。

葶苈大枣泻肺汤方

葶苈，熬令黄色，捣丸如弹子大　大枣十二枚上先以水三升，煮枣取二升，去枣，内葶苈，煮取一升，顿服。

[白话解]

得了肺痈，咳喘不能平卧的患者，应该用葶苈大枣泻肺汤来治疗。（方略）

将葶苈熬成黄色，捣成像弹子大小的丸药，先用三升水，煎煮枣到剩下二升的时候，去掉枣，再加入葶苈，煎煮到还剩下一升的时候，一次服尽。

[方解]

葶苈大枣泻肺汤，方中葶苈开泄肺气，攻逐肺饮，效力专宏；配伍大枣以防峻药伤正，顾护脾胃，使邪去而正不伤。

[原文]

（12）咳而胸满，振寒脉数，咽干不渴，时出浊唾腥臭，久久吐脓如米粥者，为肺痈，桔梗汤主之。

桔 梗 汤 方 亦治血痹

桔梗一两　甘草二两

上二味，以水三升，煮取一升，分温再服，则吐脓血也。

[白话解]

（风热郁肺则）咳嗽胸满，（正邪交争则）寒战，脉象数，（邪热蒸腾营血则）咽喉干燥却不想喝水，（热腐血肉则会）时常吐出腥臭的稠痰，迁延日久则会吐出状如米粥的脓液，这样的患者得的是肺痈，应该用桔梗汤来治疗。（方略）

将桔梗、甘草这二味药，用三升水，煎煮到还剩下一升的时候，分两次温服，服药后会吐出脓血（这是正常的服药反应）。

［方解］

桔梗汤，方中桔梗开宣肺气以排脓祛痰；生甘草解毒祛痰，益气生肌。全方亦含培土生金之意，具有解毒排脓的作用。

［原文］

（13）咳而上气，此为肺胀，其人喘，目如脱状，脉浮大者，越婢加半夏汤主之。

越婢加半夏汤方

麻黄六两　　石膏半斤　　生姜三两　　大枣十五枚　　甘草二两半夏半升

上六味，以水六升，先煮麻黄，去上沫，内诸药，煮取三升，分温三服。

［白话解］

咳嗽气逆，这是肺胀，患者有气喘，眼睛胀大像是要脱出眼眶，脉象浮大的症状，（为饮热郁肺所致，）应该用越婢加半夏汤来治疗。（方略）

将麻黄、石膏、生姜、大枣、甘草、半夏这六味药，用六升水，先煮麻黄，去掉浮沫，再加入其他药物，煎煮到还剩下三升的时候，分三次温服。

［方解］

越婢加半夏汤，方中麻黄宣肺平喘，石膏清热降肺，宣肃相配，辛散清热，既发散水气，又可清除里热；生姜、半夏降逆化痰；甘草、大枣安中，调和诸药。全方具有宣肺泄热，降逆平喘的作用。

[原文]

（14）肺胀，咳而上气，烦躁而喘，脉浮者，心下有水，小青龙加石膏汤主之。

小青龙加石膏汤方 《千金》证治同，外更加胁下痛引缺盆

麻黄　芍药　桂枝　细辛　甘草　干姜各三两　五味子半夏各半升　石膏二两

上九味，以水一斗，先煮麻黄，去上沫，内诸药，煮取三升。强人服一升，羸者减之，日三服，小儿服四合。

[白话解]

得了肺胀，咳嗽气逆，烦躁气喘，脉浮的患者，是胃脘部有水饮停居，（外有寒邪，内有饮邪与热邪，）应该用小青龙加石膏汤来治疗。（方略）

将麻黄、芍药、桂枝、细辛、甘草、干姜、五味子、半夏、石膏这九味药，用一斗水，先煮麻黄，去掉浮沫，再加入其他药物，煎煮到还剩下三升。体质好的人可以服一升，体质弱的人减少用量，每日三次，小孩子服四合。

[方解]

小青龙加石膏汤，方中麻黄、桂枝解表散寒，宣肺平喘；芍药、桂枝相配，调和营卫；干姜、细辛、五味子温肺化饮，散中有收；加石膏清热解其烦躁，其辛又可助麻黄发越水气。全方具有解表化饮，清热除烦的作用。

[附方]

《外台》炙甘草汤：治肺痿涎唾多，心中温温液液者。方见虚劳中

［白话解］

《外台》炙甘草汤：可以用来治疗肺痿稀痰较多，心中恶心想吐的患者。《外台》炙甘草汤方见于血痹虚劳病篇中

《千金》甘草汤：

甘草

上一味，以水三升，煮减半，分温三服。

［白话解］

《千金》甘草汤

将甘草这一味药，用三升水，煎煮到还剩下一升半的时候，分三次温服。

《千金》生姜甘草汤：治肺痿咳唾涎沫不止，咽燥而渴。

生姜　五两　人参三两　甘草四两　大枣十五枚

上四味，以水七升，煮取三升，分温三服。

［白话解］

《千金》生姜甘草汤：可以用来治疗肺痿不停咳出稀痰，咽喉干燥而口渴的患者。（方略）

将生姜、人参、甘草、大枣这四味药，用七升水，煎煮到还剩下三升的时候，分三次温服。

《千金》桂枝去芍药加皂荚汤：治肺痿吐涎沫。

桂枝三两　生姜三两　甘草二两　大枣十枚　皂荚二枚，去皮子，炙焦

上五味，以水七升，微微火煮取三升，分温三服。

[白话解]

《千金》桂枝去芍药加皂荚汤：可以用来治疗肺痿频繁吐出口水的患者。（方略）

将桂枝、生姜、甘草、大枣、皂荚这五味药，用七升水，小火煎煮到还剩下三升的时候，分三次温服。

《外台》桔梗白散：治咳而胸满，振寒脉数，咽干不渴，时出浊唾腥臭，久久吐脓如米粥者，为肺痈。

桔梗　贝母各三分　巴豆一分，去皮，熬，研如脂

上三味，为散，强人饮服半钱匕，羸者减之。病在膈上者吐脓血，膈下者泻出，若下多不止，饮冷水一杯则定。

[白话解]

《外台》桔梗白散：可以用来治以咳嗽胸满，寒战，脉象数，咽部干燥却不渴，时常吐出腥臭的稠痰，迁延日久吐出状如米粥的脓液的患者，这种病是肺痈。（方略）

将桔梗、贝母、巴豆这三味药，做成散剂，体质好的人用米汤送服半钱匕，体质弱的人减少药量。服药后，病患处在胸膈以上的会吐出脓血，在胸膈以下的从大便泻出，如果泻下不止，喝一杯冷水即可止泻。

《千金》苇茎汤：治咳有微热，烦满，胸中甲错，是为肺痈。
苇茎二升　薏苡仁半升　桃仁五十枚　瓜瓣半升

上四味，以水一斗，先煮苇茎，得五升，去滓，内诸药，煮取二升，服一升，再服，当吐如脓。

[白话解]

《千金》苇茎汤：可以用来治疗咳嗽并伴有轻微发热，胸中

满闷，胸部皮肤粗糙如鱼鳞状的患者，这种病是肺痈。（方略）

将苇茎、薏苡仁、桃仁、瓜瓣这四味药，用水一斗，先煎煮苇茎到还剩下五升的时候，去掉药渣，再加入其他药物，煎煮到还剩下二升的时候，服一升，服两次，应该吐出脓痰。

[原文]

（15）肺痈胸满胀，一身面目浮肿，鼻塞清涕出，不闻香臭酸辛，咳逆上气，喘鸣迫塞，葶苈大枣泻肺汤主之。方见上，三日一剂，可至三四剂，此先服小青龙汤一剂，乃进。小青龙汤方见咳嗽门中。

[白话解]

得了肺痈，胸部胀满，全身面目浮肿，鼻塞流清涕，闻不到香臭酸辛的气味，咳嗽气逆，气喘有痰鸣音，喉中有痰涎阻塞而呼吸不利，应该用葶苈大枣泻肺汤来治疗。葶苈大枣泻肺汤方见于本篇前面的部分，三日服一剂，可以服到二四剂的样子。服葶苈大枣泻肺汤之前，要先服一剂小青龙汤，才能服葶苈大枣泻肺汤。小青龙汤方见于本篇治疗咳嗽的部分。

奔豚气病脉证治第八

论二首 方三首

[题解]

本篇主要论述奔豚气病的病因、症状和治法。奔豚气病，发病时以自觉有气从少腹上冲咽喉为主症。

[原文]

（1）师曰：病有奔豚①，有吐脓②，有惊怖，有火邪，此四部病，皆从惊发得之。师曰：奔豚病，从少腹起，上冲咽喉，发作欲死，复还止，皆从惊恐得之。

[注释]

①奔豚：病名，发病时自觉有气从少腹上冲心胸，如小猪在体内奔跑而得名。

②吐脓：吐脓血。

[白话解]

老师说：奔豚、吐脓、惊怖、火邪这四种病，都是由于受精神刺激、情绪大幅度波动而患病。老师说：奔豚病发作时，患者自觉有气从小腹起，向上冲至咽喉，发作时痛苦至极，发作过后慢慢恢复如常人，这都是由于精神刺激引起的。

[原文]

（2）奔豚气上冲胸，腹痛，往来寒热，奔豚汤主之。

奔豚汤方

甘草　川芎　当归各二两　半夏四两　黄芩二两　生葛五两　芍药二两　生姜四两　甘李根白皮一升

上九味，以水二斗，煮取五升，温服一升，日三夜一服。

[白话解]

奔豚病发作时有气上冲到胸部，腹痛，发热恶寒交替出现，（这是奔豚发于肝的特征，）应该用奔豚汤来治疗。（方略）

将甘草、川芎、当归、半夏、黄芩、生葛、芍药、生姜、甘李根白皮这九味药，用二斗水，煎煮到还剩下五升的时候，温服一升，白天服三次，晚上服一次。

[方解]

奔豚汤，方中甘李根白皮，可以降肝气的上冲，清肝经的郁热；当归、川芎、芍药养肝血，调肝气；黄芩清泻肝胆之热；甘草、芍药配伍缓急止痛；生姜、半夏和胃降逆；葛根解散表邪。全方具有调肝胃，理升降，疏肝湿热，降逆平冲的作用。

[原文]

（3）发汗后，烧针令其汗，针处被寒，核起而赤者，必发奔豚，气从小腹上至心，灸其核上各一壮^①，与桂枝加桂汤主之。

桂枝加桂汤方

桂枝五两　芍药三两　甘草二两，炙　生姜三两　大枣十二枚

上五味，以水七升，微火煮取三升，去滓，温服一升。

①壮: 用艾绒做成艾炷, 每一枚艾炷称为一壮, 可置于穴位上燃烧。

[白话解]

(得了太阳表证) 用了发汗的方法后 (表证没有解除), 再用火针的方法迫使患者出汗, 如果针刺部位感受寒邪, 出现红色核状肿块, 一定会发作奔豚病, 表现为气从小腹向上冲到心胸, 可以在核状肿块上各灸一壮, 并服桂枝加桂汤来治疗。(方略)

将桂枝、芍药、甘草、生姜、大枣这五味药, 用七升水, 小火煎煮到还剩下三升的时候, 去掉药渣, 温服一升。

[方解]

桂枝加桂汤为桂枝汤重用桂枝而成, 解肌调和营卫的同时, 取桂枝重用平冲降逆之效, 与甘草辛甘化阳, 心阳既温则阴寒之气自下, 奔豚自止。全方具有温阳降逆, 散寒消阴的作用。

[原文]

(4) 发汗后, 脐下悸者, 欲作奔豚, 茯苓桂枝甘草大枣汤主之。

茯苓桂枝甘草大枣汤方

茯苓半斤　甘草二两, 炙　大枣十五枚　桂枝四两

上四味, 以甘澜水一斗, 先煮茯苓, 减二升, 内诸药, 煮取三升, 去滓, 温服一升, 日三服。甘澜水法: 取水二斗, 置大盆内, 以勺扬之, 水上有珠子五六千颗相逐, 取用之。

[白话解]

经发汗的方法治疗后, 肚脐下跳动的患者, 是 (由于上焦心

阳虚，下焦水饮欲动）奔豚病将要发作的征兆，应该用茯苓桂枝甘草大枣汤来治疗。（方略）

将茯苓、甘草、大枣、桂枝这四味药，用一斗甘澜水，先煮茯苓，煎煮到水减少二升的时候，再加入其他药物，煎煮到还剩下三升的时候，去掉药渣，温服一升，每日三次。甘澜水法：取二斗水，放在大盆中，用勺舀起水来再倒出，直到水面上有很多水珠滚动，就可以取来用了。

[方解]

茯苓桂枝甘草大枣汤，现代常简称为苓桂草枣汤或苓桂枣甘汤。方中重用茯苓半斤为君，在上焦宁心安神，在中焦健脾渗湿，在下焦泄其饮邪；重用大枣，与甘草相配，健脾补中，意在培土治水；桂枝配伍草、枣，辛甘化阳，心阳既温则阴不上乘。全方从上中下三焦共同调理，具有通阳降逆，健脾利水的作用。

胸痹心痛短气病脉证治第九

论一首　证一首　方十首

[题解]

本篇主要论述胸痹、心痛的病因、病机和证治，短气仅作为胸痹病的伴随症状来描述。

胸痹，是以胸中满闷、胸背疼痛为主症的疾病。

心痛，为胸脘部疼痛的统称。

胸痹、心痛因病位、病因、病机均相似，短气为胸痹常见症状，故合为一篇论述。

[原文]

（1）师曰：夫脉当取太过不及①，阳微阴弦②，即胸痹而痛，所以然者，责其极虚也。今阳虚知在上焦，所以胸痹、心痛者，以其阴弦故也。

[注释]

①太过不及：指脉象改变，强于正常的为太过，弱于正常的为不及。

②阳微阴弦：关前为阳，关后为阴。阳微指寸脉微，阴弦指尺脉弦。又可指胸痹心痛的病机，上焦阳虚，下焦阴寒，痰浊趁虚上来阳位。

[白话解]

老师说：给患者诊脉时应当审查脉象的过强与过弱，如果寸脉微尺脉弦，就会出现心胸部胀满疼痛的症状，之所以会这样，可寻求患者具体的最虚之处（也就是客邪之处）。（寸脉微属不及，为上焦阳气虚，尺脉弦为太过，为下焦阴邪较盛，）现在已经知道存在上焦阳虚，之所以会出现胸痹、心痛的症状，是因为下焦水气痰饮等阴邪趁虚上乘阳位的缘故。

[原文]

（2）平人无寒热，短气不足以息者，实也。

[白话解]

正常人没有恶寒发热的表现（未得外感病），而出现短气难以呼吸症状的，是由阴寒痰浊等实邪导致的。

[原文]

（3）胸痹之病，喘息咳唾，胸背痛，短气，寸口脉沉而迟，关上小紧数，栝楼薤白白酒汤主之。

栝楼薤白白酒汤方

栝楼实一枚，捣　薤白半斤　白酒七升

上三味，同煮，取二升，分温再服。

[白话解]

胸痹病的典型症状是，气喘咳嗽，吐痰涎，胸口背部疼痛，短气，寸部脉象沉迟，关部脉象稍微有点儿紧数，（为上焦阳虚受阴邪所乘，）应该用栝楼薤白白酒汤来治疗。（方略）

将栝楼实、薤白、白酒这三味药，一同煎煮，煎煮到还剩下二升的时候，分二次温服。

［方解］

栝楼薤白白酒汤为胸痹的基本治疗方剂。方中栝楼实化痰宽胸，薤白通阳散结，白酒通阳条畅气血，助药力发挥。三药相合，阳气宣通，痰去结散，胸痹可愈。全方具有化痰散结，宣痹通阳的作用。

［原文］

（4）胸痹不得卧，心痛彻背者，栝楼薤白半夏汤主之。

栝楼薤白半夏汤方

栝楼实一枚，捣　薤白三两　半夏半斤　白酒一斗

上四味，同煮，取四升，温服一升，日三服。

［白话解］

得了胸痹，无法平卧，心中疼痛可传达背部的患者，（为痰浊壅塞胸中所致的胸痹重症，）应该用栝楼薤白半夏汤来治疗。（方略）

将栝楼实、薤白、半夏、白酒这四味药，一同煎煮，煎煮到还剩下四升的时候，温服一升，每日三次。

［方解］

本证之胸痹较栝楼薤白白酒汤证严重，为痰浊壅塞胸中所致，故本方在栝楼薤白白酒汤中再加半夏，加强化痰降浊之力。全方具有通阳降泄，化痰降逆的作用。

[原文]

（5）胸痹心中痞①，留气结在胸，胸满，胁下逆抢心②，枳实薤白桂枝汤主之；人参汤亦主之。

枳实薤白桂枝汤方

枳实四枚　厚朴四两　薤白半斤　桂枝一两　栝楼实一枚，捣

上五味，以水五升，先煮枳实、厚朴，取二升，去滓，内诸药，煮数沸，分温三服。

人参汤方

人参　甘草　干姜　白术各三两

上四味，以水八升，煮取三升，温服一升，日三服。

[注释]

①心中痞：指胃脘部痞塞不通。

②胁下逆抢心：指胁下气逆上冲心胸。

[白话解]

得了胸痹，胃脘部痞塞不通，气机郁结于胸中，胸中满闷，胁下气逆上冲心胸，（可由阴寒痰浊等实邪闭阻气机所致，也可由气虚运行无力所致，）应该用枳实薤白桂枝汤来治疗；或者也应该用人参汤来治疗。枳实薤白桂枝汤方（方略）

将枳实、厚朴、薤白、桂枝、栝楼实这五味药，用五升水，先煮枳实、厚朴，煎煮到还剩下二升的时候，去掉药渣，再加入其他药物，煎煮到水沸腾数次，分三次温服。

人参汤方。(方略)

将人参、甘草、干姜、白术这四味药，用八升水，煎煮到还剩下三升的时候，温服一升，每日三次。

[方解]

病情较急，病性偏实的患者，以祛邪为主，应该用枳实薤白桂枝汤来治疗。方中枳实、厚朴宽胸下气，桂枝、薤白通阳散结，栝楼宽胸化痰。全方具有宽胸下气，通阳散结的作用。

病情较缓，病性偏虚的患者，以补虚为主，应该用人参汤来治疗。方中人参、白术、炙甘草健脾益气，干姜温补脾阳，使阳气得振则阴寒自消，为扶正祛邪之法。全方具有温中祛寒，健脾益气的作用。

[原文]

(6) 胸痹，胸中气塞，短气，茯苓杏仁甘草汤主之；橘枳姜汤亦主之。

茯苓杏仁甘草汤方

茯苓三两　杏仁五十个　甘草一两

上三味，以水一斗，煮取五升，温服一升，日三服。不差更服。

橘枳姜汤方

橘皮一斤　枳实三两　生姜半斤

上三味，以水五升，煮取二升，分温再服。《肘后》、《千金》：云治胸痹，胸中愊愊如满，噎塞习习如痒，喉中涩，唾燥沫。

[白话解]

得了胸痹，胸中自觉气滞不通，短气的患者，（是饮阻气滞所致，）应该用茯苓杏仁甘草汤来治疗；或者也应该用橘枳姜汤来治疗。茯苓杏仁甘草汤方（方略）

将茯苓、杏仁、甘草这三味药，用一斗水，煎煮到还剩下五升的时候，温服一升，每日三次。如果没有痊愈就再服一剂。

橘枳姜汤方。（方略）

将橘皮、枳实、生姜这三味药，用五升水，煎煮到还剩下二升的时候，分两次温服。《肘后方》和《千金要方》中记载：本方可以治疗胸痹，胸中胀满，咽喉中痒且干涩，吐脓痰。

[方解]

见咳痰、小便不利、舌苔滑腻等症状的患者，是饮邪偏盛，应该用茯苓杏仁甘草汤来治疗。方中杏仁宣降肺气，茯苓利水祛饮，生甘草调中化痰。全方具有化痰除饮，宣降肺气的作用。

见胃脘胀满、呕吐等症状的患者，是气滞偏盛，应该用橘枳姜汤来治疗。方中橘皮理脾肺之气，又可化痰；枳实下气消痞；生姜和胃降逆化饮。全方具有行气化饮，和胃降逆的作用。

[原文]

（7）胸痹缓急者，薏苡附子散主之。

薏苡附子散方

薏苡仁十五两　大附子十枚，炮

上二味，杵为散，服方寸匕，日三服。

[白话解]

得了胸痹急性发作，病情危急的患者，应用薏苡附子散来治

疗。(方略)

将薏苡仁、大附子这二味药，捣成散剂，服一方寸匕，每日三次。

[方解]

薏苡附子散，方中重用炮附子，通阳散寒，宣痹止痛；薏苡仁利湿除痹；药少效专，为散以应急，使阳气得通，寒湿自去，则病情可解。全方具有温阳除湿的作用。

[原文]

（8）心中痞，诸逆心悬痛①，桂枝生姜枳实汤主之。

桂枝生姜枳实汤方

桂枝三两　生姜三两　枳实五枚

上三味，以水六升，煮取三升，分温三服。

[注释]

①心悬痛：心窝部牵引疼痛。

[白话解]

胃脘部痞满不适，水饮或寒邪向上冲逆致心窝部牵引疼痛的患者，应该用桂枝生姜枳实汤来治疗。（方略）

将桂枝、生姜、枳实这三味药，用六升水，煎煮到还剩下三升的时候，分三次温服。

[方解]

桂枝生姜枳实汤，方中桂枝、生姜通阳散饮，和胃降逆；枳实下气消痞，助桂枝平冲降逆。全方具有通阳化饮，降逆消痞的作用。

(9) 心痛彻背，背痛彻心，乌头赤石脂丸主之。

乌头赤石脂丸方

蜀椒一两一法一分　　乌头一分，炮　　附子半两，炮一法一分

干姜一两一法二分　　赤石脂一两一法二分

上五味，末之，蜜丸如梧子大，先食服一丸，日三服。不知，稍加服。

[白话解]

前心疼痛牵及后背，后背疼痛痛达前心的患者（为阴寒凝结），应该用乌头赤石脂丸来治疗。（方略）

将蜀椒、乌头、附子、干姜、赤石脂这五味药打成粉末，做成如梧桐子大小的蜜丸，饭前服一丸，每日三次，服药后没有起效的患者，稍加用量。

[方解]

本病阴寒凝结较剧，故乌头、炮附子两峻药同用；又佐以蜀椒、干姜，一派大辛大热之品，峻逐阴邪，散寒止痛力量专宏；再配赤石脂之温涩，不至发散太过。全方具有逐寒止痛的作用，速祛阴邪，则心痛可止。

[附方]

九痛丸：治九种心痛[①]

附子三两，炮　　生狼牙一两，炙香　　巴豆一两，去皮心，熬，研如脂

人参　　干姜　　吴茱萸各一两

上六味，末之，炼蜜丸如桐子大，酒下，强人初服三丸，日

三服，弱者二丸。兼治卒中恶[2]，腹胀痛，口不能言；又连年积冷，流注心胸痛[3]，并冷冲上气，落马坠车血疾等，皆主之。忌口如常法。

[注释]

①九种心痛：九种心痛为哪九种各家说法不一，但总不离积聚痰饮结血，虫注寒冷而成。

②卒中恶：指感受外来邪气而突然发作的病。

③流注心胸痛：指心胸疼痛，有时集中在这里，有时集中在那里。

[白话解]

九痛丸：可以用来治疗九种心痛。(方略)

将附子、生狼牙、巴豆、人参、干姜、吴茱萸这六味药，打成粉末，炼为如梧桐子大小的蜜丸，米酒送服，体质好的患者初次服用三丸，每日三次，体弱的服用二丸。也可以用来治疗感受外来邪气而突然发作的病，腹部胀满疼痛，嘴不能说话；又可以用来治疗寒邪气积聚日久，心胸疼痛，有时集中在这里，有时集中在那里，还可以用来治疗冷气上冲，落马坠车等有瘀血的疾病。按平常的方法忌口。

腹满寒疝宿食病脉证治第十
论一首　脉证十六条　方十四首

［题解］

本篇论述腹满、寒疝、宿食病的脉证和治疗。

腹满是以腹部胀满为主要症状的病证。

寒疝是一种阴寒性的腹痛。

宿食是食物停滞在胃脘的病证。

这三种病证均有腹胀、腹痛的症状，脉症有一定相似性，治疗有时可互相通用，故合为一篇论述。

［原文］

（1）趺阳脉微弦，法当腹满，不满者必便难，两胠①疼痛，此虚寒从下上也，当以温药服之。

［注释］

①两胠：两侧腋下胁上空软的地方。

［白话解］

趺阳脉微而弦，按理应当出现腹满的症状，如果不腹满的一定会大便困难，两侧腋下胁上空软的地方疼痛，这是虚寒之气从下向上冲，应该服用温性药物。

［原文］

（2）病者腹满，按之不痛为虚，痛者为实，可下之。

舌黄未下者，下之黄自去。

[白话解]

患者腹中胀满，触按不痛的是虚证，痛的是实证，可以用攻下的方法来治疗。如果舌苔黄还没有用过攻下的方法的患者，使用下法后黄苔自会褪去。

[原文]

（3）腹满时减，复如故，此为寒，当与温药。

[白话解]

腹中胀满，偶尔可以缓解，但之后胀满依旧，这是寒证，应该用温性药物来治疗。

[原文]

（4）病者痿黄，躁而不渴，胸中寒实，而利不止者，死。

[白话解]

患者面色枯黄，烦躁却不渴，这是阴寒实邪结于胃中，如果出现腹泻不止的患者，病情危急。

[原文]

（5）寸口脉弦者，即胁下拘急而痛，其人啬啬恶寒也。

[白话解]

寸口部位脉呈弦象的患者（寸口主表，脉弦主寒主痛属肝），会出现胁下部拘急疼痛、恶寒怕冷的症状。

[原文]

（6）夫中寒家，喜欠，其人清涕出，发热色和者，善嚏。

素体卫阳不足而易感寒邪的人，常打呵欠，如果患者流清鼻涕，发热但面色正常的，常爱打喷嚏（是正气有祛邪外出之势）。

［原文］

（7）中寒，其人下利，以里虚也，欲嚏不能，此人肚中寒_{一云痛}。

［白话解］

感受寒邪患者，出现腹泻，这是因为里阳虚，想打喷嚏却打不出，这是因为患者腹内虚寒另一版本写作"痛"。

［原文］

（8）夫瘦人绕脐痛，必有风冷，谷气不行，而反下之，其气必冲，不冲者，心下则痞也。

［白话解］

瘦人肚脐周围疼痛，一定是感受了风寒，（影响了脾胃而）大便不通，却误用了攻下的方法，定会导致下焦寒气上冲，如果下焦寒气不上冲的患者，则会胃中胀满。

［原文］

（9）病腹满，发热十日，脉浮而数，饮食如故，厚朴七物汤主之。

厚朴七物汤方

厚朴半斤　甘草三两　大黄三两　大枣十枚　枳实五枚
桂枝二两　生姜五两

上七味，以水一斗，煮取四升，温服八合，日三服。

呕者加半夏五合，下利去大黄，寒多者加生姜至半斤。

[白话解]

得了腹满，发热十日左右，脉象是浮数的，饮食正常，（表证仍在，病邪有入里之势，）应该用厚朴七物汤来治疗。（方略）

将厚朴、甘草、大黄、大枣、枳实、桂枝、生姜这七味药，用一斗水，煎煮到还剩下四升的时候，温服八合，每日三次。呕吐的患者加五合半夏，腹泻的去掉大黄，寒邪重的，把生姜加到半斤。

[方解]

厚朴七物汤由桂枝去芍药汤合厚朴三物汤组成。方中用桂枝汤解表，因无腹痛而去芍药；重用厚朴下气除满；佐以枳实、大黄，增强行气通腑之力。全方具有表里两解，行气除满的作用。

[原文]

（10）腹中寒气，雷鸣切痛，胸胁逆满，呕吐，附子粳米汤主之。

附子粳米汤方

附子一枚，炮　半夏半升　甘草一两　大枣十枚　粳米半升

上五味，以水八升，煮米熟，汤成，去滓，温服一升，日三服。

[白话解]

腹中有寒气，导致腹中胀满，肠鸣伴有剧烈疼痛，胸胁部气逆胀满，呕吐的患者，应该用附子粳米汤来治疗。（方略）

将附子、半夏、甘草、大枣、粳米这五味药，用八升水，煎

煮到粳米熟了的时候，去掉药渣，温服一升，每日三次。

[方解]

本证以脾胃虚寒、水湿内停为主要病机。附子粳米汤，方中附子温中散寒，通行阳气以止腹痛；半夏燥湿降逆，与附子配伍相反相成，配伍后大大加强温降气逆，温散水湿之效；甘草、粳米、大枣调和脾胃以缓急。全方具有散寒降逆，温中止痛的作用。

[原文]

（11）痛而闭者，厚朴三物汤主之。

厚朴三物汤方

厚朴八两　大黄四两　枳实五枚

上三味，以水一斗二升，先煮二味，取五升，内大黄，煮取三升，温服一升。以利为度。

[白话解]

腹中疼痛伴有大便不通的患者，（是由于实热内积，气滞较重，）应该用厚朴三物汤来治疗。（方略）

将厚朴、大黄、枳实这三味药，用一斗二升水，先煮厚朴、枳实，煎煮到还剩下五升的时候，加入大黄，煎煮到还剩下三升的时候，温服一升。以大便通利作为取效的标准。

[方解]

厚朴三物汤与小承气汤组方相同，但重用厚朴为君，以行气除满为主，适用于以腹胀为主兼有大便不通的病证；佐枳实加强除满之力；配大黄攻下通便，便通则腹胀自会减轻。全方具有行气除满，通导积滞的作用。

（12）按之心下满痛者，此为实也，当下之，宜大柴胡汤。

大柴胡汤方

柴胡半斤　黄芩三两　芍药三两　半夏半升，洗　枳实四枚，炙　大黄二两　大枣十二枚　生姜五两

上八味，以水一斗二升，煮取六升，去滓，再煎，温服一升，日三服。

[白话解]

胃脘胀满，按之疼痛的患者，这是内有邪实阻滞，应该使用攻下的方法，可尝试用大柴胡汤来治疗。（方略）

将柴胡、黄芩、芍药、半夏、枳实、大黄、大枣、生姜这八味药，用一斗二升水，煎煮到还剩下六升的时候，去掉药渣，再继续煎煮浓缩后，温服一升，每日三次。

[方解]

大柴胡汤，方中柴胡为君，配黄芩、芍药清泻肝胆，和解少阳；生姜、大枣和胃安中；半夏、枳实、大黄降气除满，通下阳明热结。全方内外兼顾，并治少阳阳明两经，具有和解少阳，攻下里实的作用。

[原文]

（13）腹满不减，减不足言，当须下之，宜大承气汤。

大承气汤方见前痉病中。

[白话解]

腹中胀满较重，没减轻的时候，纵使有减轻也是微乎其微的

患者，必须用攻下的方法，可以尝试用大承气汤来治疗。

大承气汤方：见于前面的痉湿暍病篇中。

[原文]

（14）心胸中大寒痛，呕不能饮食，腹中寒，上冲皮起，出见有头足^①，上下痛而不可触近，大建中汤主之。

大建中汤方

蜀椒二合，去汗　干姜四两　人参二两

上三味，以水四升，煮取二升，去滓，内胶饴一升，微火煎取一升半，分温再服；如一炊顷，可饮粥二升，后更服，当一日食糜，温覆之。

[注释]

①上冲皮起，出见有头足：形容腹中寒气向上冲逆，使肚皮突起如头足样的块状物。

[白话解]

胃脘、胸胁部剧烈的寒冷疼痛，呕吐以至于无法进食，腹中寒冷，寒气向上冲逆，使肚皮突起像是头和脚样子的块状物，上下部都非常疼痛不能触按的患者，应该用大建中汤来治疗。（方略）

将蜀椒、干姜、人参这三味药，用四升水，煎煮到还剩下二升的时候，去掉药渣，加入一升胶饴，再用小火煎煮到还剩下一升半的时候，分两次温服；约过一顿饭的时间，可以喝两升粥，之后再服第二次药，这一天都应该只可吃米粥类食物，盖被子保暖。

[方解]

建立中气必须脾胃温运，今脾胃阳衰，故大建中汤用蜀椒、干姜辛热之品，大温脾阳，散除寒邪；又配人参、饴糖温补脾胃，如此脾胃温运，中气可立。全方具有大建中气，温复脾阳的作用，功效较小建中汤为强。

[原文]

（15）胁下偏痛，发热，其脉紧弦，此寒也，以温药下之，宜大黄附子汤。

大黄附子汤方

大黄三两　附子三枚，炮　细辛二两

上三味，以水五升，煮取二升，分温三服；若强人煮取二升半，分温三服，服后如人行四五里，进一服。

[白话解]

一侧胁下疼痛，发热的患者，他的脉象是紧弦的，这是寒实之证，应该用温性药物攻下，可以尝试用大黄附子汤来治疗。（方略）

将大黄、附子、细辛这三味药，用五升水，煎煮到还剩下二升的时候，分三次温服；体质好的患者煎煮到还剩下二升半的时候，分三次温服。服药后大约过了人走四五里路的时间，再服一次。

[方解]

通下寒实之邪须用温下之法，故大黄附子汤中用大黄攻下，佐附子、细辛温经散寒止痛。附子、细辛大热之品，制大黄之寒，而成温下之法。全方具有通下寒实，温阳止痛的作用。

[原文]

（16）寒气厥逆，赤丸主之。

赤　丸　方

茯苓四两　乌头二两，炮　半夏四两，洗一方用桂　细辛一两《千金》作人参

上四味，末之，内真朱为色，炼蜜丸如麻子大，先食酒饮下三丸，日再夜一服；不知，稍增之，以知为度。

[白话解]

体内阴寒之气较盛，四肢厥冷的患者，应该用赤丸来治疗。（方略）

将茯苓、乌头、半夏、细辛这四味药，打成粉末，加入朱砂染成红色（赤丸得名的原因），炼成麻子大的蜜丸，饭前米酒送服三丸，白天服两次，晚上服一次，没有起效的感觉的，稍增药量，以见效为标准。

[方解]

赤丸，方中乌头、细辛同用，大辛大热，可散沉寒痼冷；茯苓、半夏相配，化饮降逆；朱砂重镇降逆并安心神；乌头、半夏取相反相成之意，散寒逐饮之功更宏。全方具有散寒止痛，化饮降逆的作用。

[原文]

（17）腹痛，脉弦而紧，弦则卫气不行，即恶寒，紧则不欲食，邪正相搏，即为寒疝。绕脐痛，若发则白汗①出，手足厥冷，其脉沉弦者，大乌头煎主之。

大乌头煎方

乌头大者五枚，熬，去皮，不㕮咀

上以水三升，煮取一升，去滓，内蜜二升，煎令水气

尽，取二升，强人服七合，弱人服五合。不差，明日更服，不可一日再服。

［注释］

①白汗：冷汗。

［白话解］

腹痛，脉象弦紧，脉弦提示卫气不能通行，所以会怕冷，脉紧（是胃中有寒,）提示不想吃饭，寒邪与正气相互作用，便会发为寒疝病。脐周疼痛，发作时会出冷汗，手足冰冷，脉象沉弦的患者，应该用大乌头煎来治疗。（方略）

将乌头用三升水，煎煮到还剩下一升的时候，去掉药渣，再加入二升蜜，煎煮到没有水的时候，得到二升，体质好的患者可以服七合，体质弱的服五合。没有痊愈的，明天再服，不可一天服两次。

［方解］

大乌头煎，方中乌头，大辛大热，药力专宏，专散沉寒痼冷，但毒性较大，故配伍白蜜，缓其药力并解其毒性，方后注明根据体质强弱选择药量，且一日只可一服，也是为防中毒发生。全方具有温经散寒止痛的作用。本方散寒止痛之力甚宏，但药性峻烈，需谨慎使用。

［原文］

（18）寒疝腹中痛，及胁痛里急者，当归生姜羊肉汤主之。

当归生姜羊肉汤方

当归三两　生姜五两　羊肉一斤

上三味，以水八升，煮取三升，温服七合，日三服。若寒多者，加生姜成一斤；痛多而呕者，加橘皮二两、白术一两。加生姜者，亦加水五升，煮取三升二合，服之。

［白话解］

得了寒疝病，腹中疼痛，牵连胁肋疼痛，且少腹拘急不适的患者，（是由于缺少气血的温养，）应该用当归生姜羊肉汤来治疗。（方略）

将当归、生姜、羊肉这三味药，用八升水，煎煮到还剩下三升的时候，温服七合，每日三次。如果寒盛的患者，生姜加到一斤；疼痛较剧导致呕吐的，加二两橘皮、一两白术。加生姜的，也加五升水，煎煮到还剩下三升二合的时候服用。

［方解］

当归生姜羊肉汤，方中当归养血行血，生姜散寒行气，羊肉温补精血。《素问·阴阳应象大论》云："形不足者，温之以气；精不足者，补之以味。"全方形、精兼顾，具有补养精血，散寒止痛的作用，凡血虚有寒者皆可使用。

［原文］

（19）寒疝腹中痛，逆冷，手足不仁，若身疼痛，灸刺诸药不能治，抵当乌头桂枝汤主之。

乌头桂枝汤方

乌头五枚

上一味，以蜜二斤，煎减半，去滓，以桂枝汤五合解之，得一升后，初服二合，不知，即取三合；又不知，复加至五合。其知者，如醉状，得吐者，为中病。

桂 枝 汤 方

　　桂枝三两，去皮　　芍药三两　　甘草二两，炙　　生姜三两
大枣十二枚

　　上五味，㕮，以水七升，微火煮取三升，去滓。

　　[白话解]

　　得了寒疝病，腹中疼痛，四肢冰冷，手足麻木，如果身体疼痛，（说明表里皆寒，）针灸及一般药物不能治愈的患者，应该用抵当乌头桂枝汤来治疗。乌头桂枝汤方（方略）

　　将乌头用二斤蜜，煎煮到还剩下一半的时候，去掉药渣，用五合桂枝汤把蜜调开，得到一升药汁，第一次服二合，没有起效的感觉，再服三合；还没有起效的感觉，再加到五合。起效的患者，会表现得如同喝醉酒，出现呕吐的患者，是药物祛除疾病的表现。

　　桂枝汤方。（方略）

　　将桂枝、芍药、甘草、生姜、大枣这五味药，切碎，用七升水，小火煎煮到还剩下三升的时候，去掉药渣。

　　[方解]

　　本证以内寒为主因，外寒为诱因。乌头桂枝汤为乌头与桂枝汤合用，桂枝汤解肌发汗，调和营卫，解除表寒；乌头大辛大热，解除里寒，与桂枝汤相配可散表里之寒，表里得温，则诸症自愈。全方具有解表和营，温里止痛的作用。

[原文]

　　（20）其脉数而紧乃弦，状如弓弦，按之不移。脉数弦者，当下其寒；脉紧大而迟者，必心下坚；脉大而紧者，阳中有阴，可下之。

[白话解]

脉象紧数相兼的就是弦脉，脉形如同弓弦，用手按压也不移动。脉象数而兼弦的，应当用温药攻下，祛其寒实；脉象紧大迟的，一定有胃脘胀满坚硬；脉大而紧的，是阳气被阴寒所阻遏，可以用攻下的方法来治疗。

[附方]

《外台》乌头汤：治寒疝腹中绞痛，贼风入攻五脏，拘急不得转侧，发作有时，使人阴缩，手足厥逆。方见上

[白话解]

《外台》乌头汤：可以用来治疗寒疝病腹中绞痛，邪气侵袭五脏，腹中拘急不适，不能转身，定时发作，令人阴部回缩，手足冰冷的患者。《外台》乌头汤方见于本篇前面的内容中

《外台》柴胡桂枝汤方：治心腹卒中痛者。

柴胡四两　黄芩　人参　芍药　桂枝　生姜各一两半　甘草一两　半夏二合半　大枣六枚

上九味，以水六升，煮取三升，温服一升，日三服。

[白话解]

《外台》柴胡桂枝汤方：可以用来治疗心腹部突然疼痛的患者。（方略）

将柴胡、黄芩、人参、芍药、桂枝、生姜、甘草、半夏、大枣这九味药，用六升水，煎煮到还剩下三升的时候，温服一升，每日三次。

《外台》走马汤：治中恶心痛腹胀，大便不通。

杏仁二枚　巴豆二枚，去皮心，熬

上二味，以绵缠，捶令碎，热汤二合，捻取白汁，饮之，当下。老小量之。通治飞尸①鬼击②病。

[注释]

①飞尸：突然发病，迅疾如飞，症状为心腹刺痛，气息喘息，胀满上冲心胸。

②鬼击：指邪气突然侵袭人体，症状是胸胁腹内绞痛，或兼见吐血、衄血、下血。

[白话解]

《外台》走马汤：可以用来治疗胃脘恶心、疼痛、腹部胀满，大便困难。（方略）

将杏仁、巴豆这二味药，用棉布包绕，把药敲碎，二合热汤，搓出白汁，服白汁后应该大便通畅。老人小孩用量不同。也可以治飞尸鬼击等病。

[原文]

（21）问曰：人病有宿食，何以别之？师曰：寸口脉浮而大，按之反涩，尺中亦微而涩，故知有宿食，大承气汤主之。

[白话解]

提问：有的人患宿食病，在脉象上如何辨别呢？老师回答说：寸口脉象浮大，重按脉象转为涩象，尺部脉象也微弱而涩的，就能够知道患者有宿食了，应该用大承气汤来治疗。

[原文]

（22）脉数而滑者，实也，此有宿食，下之愈，宜大承气汤。

[白话解]

脉象滑数的是实邪阻滞，这里是有宿食停留，用攻下的方法就可以治愈，可以尝试用大承气汤来治疗。

[原文]

（23）下利不饮食者，有宿食也，当下之，宜大承气汤。

大承气汤方 见前痉病中

[白话解]

腹泻但不欲吃饭的患者，是有宿食停留，应该使用攻下的方法，可尝试用大承气汤来治疗。

大承气汤方 见于前面的痉湿暍病篇中

[原文]

（24）宿食在上脘，当吐之，宜瓜蒂散。

瓜 蒂 散 方

瓜蒂一分，熬黄　赤小豆一分，煮

上二味，杵为散，以香豉七合煮取汁，和散一钱匕，温服之。不吐者，少加之，以快吐为度而止。亡血及虚者，不可与之。

[白话解]

宿食停留在胃中,病位偏上,应该使用涌吐的方法,可以尝试用瓜蒂散来治疗。(方略)

将瓜蒂、赤小豆这二味药,捣成散剂,用七合香豉煎煮取汁,用香豉汁混合一钱匕瓜蒂散,温服。服药后没有呕吐的,稍微加量,能畅快地呕吐了就停止服药。大失血及虚证的患者,不可服用瓜蒂散。

[方解]

瓜蒂散,方中瓜蒂味极苦,性质升发,助有催吐的功效;赤小豆味酸,利水消肿;豆豉清轻和胃,载药上行,助涌吐之功,但不伤胃。三药合用,为涌吐之峻剂,合"其在上者,因而越之"(病邪偏于上部的,顺应病邪的部位而采用涌吐的方法)之旨。

[原文]

(25)脉紧如转索无常者,有宿食也。

[白话解]

脉象紧,如同转动绳索那般忽紧忽松的患者,是有宿食停留。

[原文]

(26)脉紧,头痛风寒,腹中有宿食不化也。一云:寸口脉紧。

[白话解]

脉象紧,头痛怕冷的患者,是腹中有宿食停滞不去。另一版本记载为:寸口脉紧。

五脏风寒积聚病脉证并治第十一

论二首　脉证十七条　方二首

[题解]

本篇论述五脏中风、中寒、五脏气绝、三焦各部病证以及脏腑积聚的脉证及治法。因均是五脏病变，与脏腑经络密切相关，故合为一篇论述。本篇所论中风、中寒，与《伤寒论》中太阳中风、太阳伤寒，及本书中风历节病篇中的中风有所区别，不可等同。

[原文]

（1）肺中风者，口燥而喘，身运^①而重，冒而肿胀。

[注释]

①身运：指身体摇晃。

[白话解]

肺中风的患者，表现为口干气喘，身体摇晃沉重，头昏不清，身体肿胀。

[原文]

（2）肺中寒，吐浊涕。

[白话解]

肺中寒的患者，表现为吐黏痰（其实为黏稠的鼻涕，因为鼻子不通，所以只能从口中吐出）。

[原文]

（3）肺死脏①，浮之虚，按之弱如葱叶，下无根者，死。

[注释]

①死脏：为脏气将绝的脉象。出现多为死证，预后极差，故称"死脏"，即"真脏脉"。

[白话解]

肺死脏的脉象，浮取虚弱无力，中按脉弱如按葱叶（外薄中空），沉取无根的患者，病情危重。

[原文]

（4）肝中风者，头目瞤①，两胁痛，行带伛②，令人嗜甘。

[注释]

①瞤（shùn，音同顺）：眼皮跳动；亦指肌肉瞤动。
②伛（yǔ，音同雨）：驼背。

[白话解]

肝中风的患者，表现为头及眼皮肌肉跳动，两胁疼痛，走路曲背而行，患者喜欢吃甜味食物。

[原文]

（5）肝中寒者，两臂不举，舌本燥，喜太息，胸中痛，不得转侧，食则吐而汗出也。《脉经》《千金》云：时盗汗、咳，食已吐其汁。

肝中寒的患者，表现为两臂抬不起来，舌根干燥，常叹气，胸中疼痛，身体难以转动，吃了食物就会呕吐，且呕吐时伴有汗出。《脉经》《千金要方》中记载：偶尔溢汗，咳嗽，吃完饭后吐出汁水。

[原文]

（6）肝死脏，浮之弱，按之如索不来[①]，或曲如蛇行[②]者，死。

[注释]

①如索不来：脉象如绳索般悬空，轻飘游移，应手即去，不能复来。

②曲如蛇行：脉象如蛇行之状，曲折逶迤而不能畅达，无柔和感。

[白话解]

肝死脏的脉象，轻取软弱无力，重按如按绳索飘移，按后脉即断绝不能复来，或脉象如蛇行般曲折的患者，病情危重。

[原文]

（7）肝着[①]，其人常欲蹈其胸上[②]，先未苦时，但欲饮热，旋覆花汤主之。臣亿等校诸本旋覆花汤方，皆同。

旋覆花汤方

旋覆花三两　葱十四茎　新绛少许

上三味，以水三升，煮取一升，顿服之。

[注释]

①着：中于物而不散，附于物而不去。

②蹈其胸上：用手揉按推压胸部，甚至捶打胸部。

[白话解]

得了肝着病，患者常想捶打胸部，在这个症状还没有出现之前，只想喝热水，应该用旋覆花汤来治疗。（方略）

将旋覆花、葱、新绛这三味药，用三升水，煎煮到还剩下一升的时候，一次服尽。

[方解]

旋覆花汤，方中旋覆花善通肝络而行气散结；葱茎芳香化浊，通阳开痹；佐以少许新绛活血化瘀。全方具有行气活血，通阳散结的作用，血畅气行，阳气通行则肝着可愈。

[原文]

（8）心中风者，翕翕发热，不能起，心中饥，食即呕吐。

[白话解]

心中风的患者，表现为发热，乏力疲倦，难以起床，胃中饥饿，但吃东西后会立刻呕吐。

[原文]

（9）心中寒者，其人苦病心如啖蒜状①，剧者心痛彻背，背痛彻心，譬如蛊注②。其脉浮者，自吐乃愈。

[注释]

①心如啖蒜状：心中烧灼，似吃了蒜等辛辣食物一般。

②蛊注：病名。发作时胸闷腹痛，有如虫咬之感。

[白话解]

心中寒的患者，痛苦于心中烧灼像吃生蒜一样，严重的患者心中疼痛透达背部，背部疼痛牵引心部，好像蛊注发作一样。脉象浮的患者，未经治疗就出现呕吐，病就会好转。（因脉浮，病邪有外出的趋势，呕吐是祛邪外出的方法。）

[原文]

（10）心伤者，其人劳倦，即头面赤而下重，心中痛而自烦，发热，当脐跳，其脉弦，此为心脏伤所致也。

[白话解]

心伤的患者，稍有劳动疲倦，就会头面部发红并且下肢沉重，心中疼痛烦躁，发热，脐部有跳动感，脉弦，这是心脏受损伤所导致的。

[原文]

（11）心死脏，浮之实如麻豆，按之益躁疾者，死。

[白话解]

心死脏的脉象，轻取脉实，像是按在麻和豆上，重取更加躁动急数的患者，病情危重。

[原文]

（12）邪哭①使魂魄不安者，血气少也；血气少者属于心，心气虚者，其人则畏，合目欲眠，梦远行而精神离散，魂魄妄行。阴气衰②者为癫，阳气衰者为狂。

[注释]

①邪哭：无故悲伤哭泣。
②衰：同蓑，蓑衣，蓑衣层次较多，本身较重。

[白话解]

常无故悲伤哭泣，（如有邪鬼作祟，）精神错乱的患者，是因为气血不足。气血不足的情况，与心有关，心气不足的患者，就会胆小害怕，精神不足，想要睡觉，常梦见自己远行导致精离神散，（不能固守魂魄而）令魂魄妄行。阴气重的就会形成癫证，阳气重的就会形成狂证。

[原文]

（13）脾中风者，翕翕发热，形如醉人，腹中烦重，皮目瞤瞤而短气。

[白话解]

脾中风的患者，表现为发热，（面部红赤，四肢发软，）像喝醉酒的人，腹中非常胀满沉重，眼皮跳动，气短。

[原文]

（14）脾死脏，浮之大坚，按之如覆杯，洁洁状①如摇者，死。臣亿等详五脏各有中风中寒，今脾只载中风，肾中风、中寒俱不载者，以古文简乱极多，去古既远，无文可以补缀也。

[注释]

①洁洁状：形容脉道中空。

[白话解]

脾死脏的脉象，轻取浮大而坚硬，重按像按在倒置的杯子上，外坚硬而内里空，摇晃不定的患者，病情危重。林亿等考查五脏都分别有中风中寒，现在脾脏只记载了中风，肾中风、肾中寒都没有记载的原因，是古代竹简错乱非常多，现代距离古代时间已经很久远了，没有其他文字可以补充进来。

[原文]

（15）趺阳脉浮而涩，浮则胃气强，涩则小便数，浮涩相搏，大便则坚，其脾为约，麻子仁丸主之。

麻子仁丸方

麻子仁二升　芍药半斤　枳实一斤，炙　大黄一斤，去皮
厚朴一尺，炙，去皮　杏仁一升（，去皮尖，熬，别作脂）

上六味，末之，炼蜜和丸梧子大，饮服十丸，日三服，
渐加，以知为度。

[白话解]

趺阳脉浮而涩，脉浮说明胃气亢盛（阳热内盛之象），脉涩
就会有小便频数（津液已伤之象），胃气亢盛与津液损伤共同作
用，大便就会干燥坚硬（这是脾为胃转输津液的功能受到制约的
缘故），应该用麻子仁丸来治疗。（方略）

将麻子仁、芍药、枳实、大黄、厚朴、杏仁这六味药，打成
粉末，炼蜜做成梧桐子大小的丸剂，用水送服十丸，每日三次，
逐渐加量，以大便通利为起效标准。

[方解]

麻子仁丸，方中麻子仁、杏仁润肠通便；芍药润养脾阴；枳
实、大黄、厚朴取小承气汤之意，泄热下气通腑；炼蜜为丸，意
在缓缓润下。全方具有泄热润燥，缓通大便的作用，使阳明燥热
得去，太阴津液得复，则脾之功能可恢复正常。

[原文]

（16）肾著之病，其人身体重，腰中冷，如坐水中，形
如水状，反不渴，小便自利，饮食如故，病属下焦，身劳
汗出，衣一作表里冷湿，久久得之，腰以下冷痛，腹重如带
五千钱，甘姜苓术汤主之。

甘草干姜茯苓白术汤方

甘草二两　白术二两　干姜四两　茯苓四两

上四味，以水五升，煮取三升，分温三服，腰中即温。

[白话解]

肾著（肾着）的典型症状为，患者身体沉重，腰部感到寒冷，像是坐在水中一样，身体（水肿）像是得了水气病一样，反而不感到口渴，小便通畅，饮食正常，病位在下焦，多由于劳累后身上出汗，衣服另一版本写作"表"里面冰冷潮湿，长期如此而患病，腰以下自觉寒冷疼痛，像是腰中缠着五千铜钱般沉重，应该用甘姜苓术汤来治疗。（方略）

将甘草、白术、干姜、茯苓这四味药，用五升水，煎煮到还剩下三升的时候，分三次温服，腰部很快会感到温暖。

[方解]

甘草干姜茯苓白术汤现常简称为甘姜苓术汤，又名肾着汤。病名虽为肾着，但寒湿在于经络而未及肾脏，故方中重用干姜，配伍甘草，温复脾阳以祛寒湿；茯苓配白术，健脾燥湿，直接祛湿。全方具有温阳祛湿的作用，经络阳气通行则腰部温暖，肾着遂愈。

[原文]

（17）肾死脏，浮之坚，按之乱如转丸①，益下入尺中者，死。

[注释]

①乱如转丸：形容脉象躁动，像弹丸乱转般。

[白话解]

肾死脏的脉象，轻取紧绷坚硬，重按则脉象躁动，如弹丸乱转，如果在尺部也摸到这种脉象的患者，病情危重。

（18）问曰：三焦竭部①，上焦竭善噫，何谓也？师曰：上焦受中焦气未和，不能消谷，故能噫耳。下焦竭，即遗溺失便，其气不和，不能自禁制，不须治，久则愈。

［注释］

①三焦竭部：三焦各部所属脏腑的机能衰退。

［白话解］

提问：三焦各部所属脏腑的机能衰退，上焦心肺功能减退会经常嗳气，这是什么意思呢？老师回答说：上焦接受中焦输布的水谷精微之气，中焦（胃气不和），不能消化食物，所以出现嗳气；下焦脏腑功能减退，就会遗尿或大便失禁，这是由于肾气不和，不能固摄制约大小便，不需要治疗，过些时候会自然痊愈。

［原文］

（19）师曰：热在上焦者，因咳为肺痿；热在中焦者，则为坚①；热在下焦者，则尿血，亦令淋秘不通②。大肠有寒者，多鹜溏③；有热者，便肠垢④。小肠有寒者，其人下重⑤便血；有热者，必痔。

［注释］

①坚：指大便坚硬。

②淋秘不通：指小便淋沥涩痛或癃闭不通。

③鹜溏：鹜即鸭，鹜溏指大便淡稀如鸭粪。

④肠垢：肠中的黏液垢腻。另有说法称，古人将痢疾称为肠垢。

⑤下重：肠中有重滞下坠的感觉。

[白话解]

老师说：热邪在上焦的患者，由于咳嗽日久伤肺而导致肺痿；热邪在中焦的患者，则会出现大便坚硬；热邪在下焦的患者，则会出现尿血，也可以出现小便淋沥涩痛或癃闭不通。大肠有寒的患者，多会像鸭粪那样水粪夹杂而下；大肠有热的患者，则大便垢腻。小肠有寒的患者，出现脱肛、便血；小肠有热的患者，必然出现痔疮。

[原文]

（20）问曰：病有积、有聚、有谷气[①]，何谓也？师曰：积者，脏病也，终不移；聚者，腑病也，发作有时，辗转痛移，为可治；谷气者，胁下痛，按之则愈，复发为谷气。诸积[②]大法，脉来细而附骨者，乃积也。寸口，积在胸中；微出寸口，积在喉中；关上，积在脐旁；上关上[③]，积在心下；微下关[④]，积在少腹；尺中，积在气冲[⑤]。脉出左，积在左；脉出右，积在右；脉两出，积在中央。各以其部处之。

[注释]

①病有积、有聚、有谷气：三者均为病名。《难经·五十五难》分积为五积，属脏属阴。聚为六聚，属腑属阳。积者阴气，发有常处；聚者阳气，痛无常处。谷气，指水谷之气停积留滞之病。

②诸积：包括《难经·五十五难》所称五脏之积，即心积曰伏梁，肝积曰肥气，脾积曰痞气，肺积曰息贲，肾积曰奔豚。其病多由气、血、痰、食、虫等的积滞所引起。

③上关上：关上即是关部，上关上即是关脉的上部。

④下关：指关脉的下部。

⑤气冲：即气街，穴名。在脐下5寸，任脉曲骨穴旁开2寸。此处代表气冲穴所在的部位。

[白话解]

提问：有积病、有聚病、有谷气，这都是什么病？老师回答说：积是五脏的病，发病部位不移动（痛有定处）；聚是六腑的病，发作时间有规律（痛无定处），活动后疼痛部位就会变化，是可以治愈的疾病；谷气这个病，胁下疼痛，用手按着就不疼痛了，但过一会儿还会复发。各种积病的规律：如果脉象细沉，重按到骨才能摸到脉的，就是积病。寸口脉象细沉的，是积在胸中；脉象细沉在寸口之上一点儿的，是积在喉中；关部脉象细沉的，是积在脐旁，在关部之上见沉细脉象的，是积在心下；在关部之下一点儿见沉细脉象的，是积在少腹；尺部脉象沉细的，是积在气冲。左手的脉象沉细的，是积在身体的左侧，右手脉象沉细的，是积在身体的右侧；两手同时现沉细脉象的，是积在身体的中央，应该依据积病部位的不同而进行不同的治疗。

痰饮咳嗽病脉证并治第十二

论一首　脉证二十一条　方十八首

[题解]

本篇主要论述痰饮和咳嗽的脉证和治疗。所论痰饮，从病邪性质而言，更偏向于现代的饮邪；所论咳嗽为痰饮所致，不包括其他原因引起的咳嗽。痰饮有广义和狭义之分，篇名的"痰饮"是总称，是广义，可分为痰饮、悬饮、溢饮、支饮，其中的"痰饮"属狭义。痰饮总的治疗原则是"温药和之"。

[原文]

（1）问曰：夫饮有四，何谓也？师曰：有痰饮，有悬饮，有溢饮，有支饮。

[白话解]

提问：饮病有四种，都是哪些呢？老师回答说：有痰饮，有悬饮，有溢饮，有支饮。

[原文]

（2）问曰：四饮何以为异？师曰：其人素盛今瘦，水走肠间，沥沥有声，谓之痰饮；饮后水流在胁下，咳唾引痛，谓之悬饮；饮水流行，归于四肢，当汗出而不汗出，身体疼痛重，谓之溢饮；咳逆倚息，短气不得卧，其形如肿，谓之支饮。

提问：四种饮病有什么不同呢？老师回答说：患者身体素来肥胖现在消瘦，水在肠间流走，发出辘辘的声响的，叫作痰饮；喝水之后，水饮流注在胁下，咳嗽吐痰时牵引胁下疼痛的，叫作悬饮；喝水之后水饮流动，停留在四肢，应当出汗却没有出汗，身体感到沉重疼痛的，叫作溢饮；咳嗽气喘需要靠在床上呼吸，气短而不能平卧，身体看起来像肿了一样的，叫作支饮。

[原文]

（3）水在心，心下坚筑①，短气，恶水不欲饮。

[注释]

①心下坚筑：心下，相当于上脘部。坚，坚实凝结之意。筑，《说文》"捣也"，此处引申为动悸不安。心下坚筑，即上脘部位感觉坚实不舒、动悸不安。

[白话解]

水饮影响到了心的功能，就会出现胃部坚实不舒，动悸不安，气短，不想喝水的症状。

[原文]

（4）水在肺，吐涎沫，欲饮水。

[白话解]

水饮影响了肺的功能，就会出现吐口水痰涎，想要喝水的症状。

[原文]

（5）水在脾，少气身重。

[白话解]

水饮影响到了脾的功能，就会出现少气乏力并且身体有沉重感的症状。

[原文]

（6）水在肝，胁下支满，嚏而痛。

[白话解]

水饮影响了肝的功能，就会出现胁下有支撑胀满的感觉，打喷嚏时就会牵引而疼痛的症状。

[原文]

（7）水在肾，心^①下悸。

[注释]

①心：《金鉴》谓"'心'字，当是'脐'字"。

[白话解]

水饮影响到了肾的功能，就会出现肚脐下跳动的症状。

[原文]

（8）夫心下有留饮^①，其人背寒冷如手大。

[注释]

①留饮：中医病证名，留饮是水饮日久，留而不去的意思。饮留部位的不同，见症也各异。饮留心下，即是痰饮；饮留胁下，即是悬饮；饮留胸中，即是支饮；水饮泛溢于四肢，即是溢饮。

[白话解]

心下部位有水饮停留日久，患者背部会有手掌大小的范围感到寒冷。

[原文]

（9）留饮者，胁下痛引缺盆①，咳嗽则辄已。一作转甚

[注释]

①缺盆：部位名，锁骨上窝中点处。

[白话解]

水饮停留（于胁下）日久的患者，就会出现胁下疼痛，牵引到缺盆的部位，咳嗽时疼痛减轻的症状。另一版本写作加重

[原文]

（10）胸中有留饮，其人短气而渴，四肢历节痛。脉沉者，有留饮。

[白话解]

胸中有饮邪停留日久，患者就会出现气短，口渴，四肢关节疼痛的症状。脉象沉的患者，有水饮停留日久。

[原文]

（11）膈上病痰，满喘咳吐，发则寒热，背痛腰疼，目泣自出，其人振振身瞤剧，必有伏饮①。

[注释]

①伏饮：水饮伏留于内，难于除尽，遇外邪诱发的病证。

[白话解]

胸膈上有水饮停留，胸满，气喘，咳嗽，咯痰，发作时出现恶寒发热，后背疼，腰疼，咳嗽剧烈时有眼泪流出，喘得厉害时会出现身体颤抖动摇剧烈的患者，一定是体内有伏饮被诱发。

[原文]

(12) 夫患者饮水多，必暴喘满。凡食少饮多，水停心下。甚者则悸，微者短气。脉双弦者寒也，皆大下后善虚。脉偏弦者饮也。

[白话解]

患者饮水过多，一定会突发气喘、胸膈满闷之症。凡是吃得少而喝水多，则水饮就会停留于胃脘。严重的就会出现心悸，轻的会出现气短。如果左右两手脉象都见弦脉的，属于虚寒证，这是由于下利过甚而致里虚引起的。如果一侧脉象见弦脉的，这是饮病。

[原文]

(13) 肺饮不弦，但苦喘短气。

[白话解]

饮邪影响到肺，脉象不见弦脉，只是气喘、气短严重。

[原文]

(14) 支饮亦喘而不能卧，加短气，其脉平也。

[白话解]

患支饮也会气喘，甚至不能平卧，另外还会有气短的症状，但脉象正常。

[原文]

(15) 病痰饮者，当以温药和之。

[白话解]

患痰饮病的人，应当用平和的温性的药物调治。

（16）心下有痰饮，胸胁支满，目眩，苓桂术甘汤主之。

苓桂术甘汤方

茯苓四两　桂枝三两　白术三两　甘草二两

上四味，以水六升，煮取三升，分温三服，小便则利。

[白话解]

胃脘部位有饮邪，胸胁支撑胀满，头晕目眩的患者，应该用苓桂术甘汤来治疗。（方略）

将茯苓、桂枝、白术、甘草这四味药，用六升水，煎煮到还剩下三升的时候，分三次温服，服药后小便就会通利。

[方解]

苓桂术甘汤，方中茯苓淡渗利水，桂枝辛温通阳，两者结合，能温阳消饮；白术健脾燥湿，甘草和中益气，两者相配，补土制水。全方具有健脾渗湿，通阳利水的作用。

[原文]

（17）夫短气有微饮^①，当从小便去之，苓桂术甘汤主之；_{方见上}肾气丸亦主之。_{方见脚气中}

[注释]

①微饮：轻微的痰饮病。

[白话解]

只出现气短的症状是有轻微的痰饮病，应当通利小便以去其水饮，应该用苓桂术甘汤来治疗_{苓桂术甘汤方见于前面的内容中}；也可以用肾气丸来治疗_{肾气丸方见于前面中风历节病篇中附方治疗脚气上入的内}

容中。

[原文]

（18）病者脉伏，其人欲自利，利反快，虽利，心下续坚满，此为留饮欲去故也，甘遂半夏汤主之。

甘遂半夏汤方

甘遂大者三枚　半夏十二枚，以水一升，煮取半升，去滓
芍药五枚　甘草如指大一枚，炙一本作无

上四味，以水二升，煮取半升，去滓，以蜜半升，和药汁煎取八合，顿服之。

[白话解]

患者脉见伏象，自己感觉想要腹泻，腹泻后反而觉得胃脘部位畅快舒服，虽然腹泻了，但过了一会儿患者仍然感到胃脘部位坚硬胀满，这是留饮将要自行祛除而未去的原因。应该用甘遂半夏汤来治疗。（方略）

将甘遂、半夏、芍药、甘草这四味药，用二升水，煎煮到还剩下半升的时候，去掉药渣，用半升蜜混合于药汁中，再煎煮到还剩下八合的时候，一次喝完。

[方解]

甘遂半夏汤，方中甘遂攻逐水饮，半夏散结化饮，芍药兼顾脾阴，甘草和蜜意在缓急解毒。全方具有攻逐水饮的作用。

[原文]

（19）脉浮而细滑，伤饮。

[白话解]

脉象浮而且细滑的患者，是轻微的水饮致病。

[原文]

（20）脉弦数者，有寒饮，冬夏难治。

[白话解]

脉象弦而数的患者，是有寒饮（停留于体内），无论冬季或夏季都不容易治疗。（因冬季助寒，夏季助湿。）

[原文]

（21）脉沉而弦者，悬饮内痛。

[白话解]

脉象沉而且弦的患者是患有悬饮，会出现胸胁内牵引疼痛。

[原文]

（22）病悬饮者，十枣汤主之。

十 枣 汤 方

芫花熬　甘遂　大戟各等分

上三味，捣筛，以水一升五合，先煮肥大枣十枚，取八合，去滓，内药末。强人服一钱匕，羸人服半钱，平旦温服之；不下者，明日更加半钱，得快下后，糜粥自养。

[白话解]

患悬饮病的人（常见症状有咳唾牵引胸胁或胸背掣痛，心下痞硬，短气，苔白甚至水滑，脉沉弦有力），应该用十枣汤来治疗。（方略）

将芫花、甘遂、大戟这三味药，捣碎后过筛，用一升五合水，先煮十枚肥大枣，煎煮到还剩下八合的时候，去掉药滓，放入药末。身体强壮的人服用一钱匕，虚弱的人服半钱匕，清晨温服；当天不泻下的患者，第二天多加半钱匕，出现痛快的腹泻之后，要喝糜粥调养脾胃。

[方解]

十枣汤，方中三药味皆苦，其中芫花性温，消胸中痰水；甘遂、大戟性寒，分别攻逐经络、脏腑之水湿；大枣十枚，顾正护中。全方具有破积逐水的作用。

[原文]

（23）病溢饮者，当发其汗，大青龙汤主之，小青龙汤亦主之。

大青龙汤方

麻黄六两，去节　桂枝二两，去皮　甘草二两，炙　杏仁四十个，去皮尖　生姜三两，切　大枣十二枚　石膏如鸡子大，碎

上七味，以水九升，先煮麻黄，减二升，去上沫，内诸药，煮取三升，去滓，温服一升，取微似汗，汗多者，温粉粉之。

小青龙汤方

麻黄三两，去节　芍药三两　五味子半升　干姜三两　甘草三两，炙　细辛三两　桂枝三两，去皮　半夏半升，洗

上八味，以水一斗，先煮麻黄，减二升，去上沫，内诸药，煮取三升，去滓，温服一升。

[白话解]

患溢饮病的人，应当用发汗的方法来治疗，应该用大青龙汤来治疗，也可以用小青龙汤来治疗。

大青龙汤方（方略）

将麻黄、桂枝、甘草、杏仁、生姜、大枣、石膏这七味药，

用九升水，先煎煮麻黄，等到水减少二升的时候，去掉浮沫，再放入其他药物，煎煮到还剩下三升的时候，去掉药渣，温服一升，使患者微微汗出。如果出汗太多的患者，可以用温粉扑在身上。

小青龙汤方。（方略）

将麻黄、芍药、五味子、干姜、甘草、细辛、桂枝、半夏这八味药，用一斗水，先煮麻黄，煎煮到水减少二升的时候，去掉浮沫，再放入其他药物，煎煮到还剩下三升的时候，去掉药渣，温服一升。

[方解]

大青龙汤，方中重用麻黄，配桂枝、杏仁、生姜以发汗解表，宣肺散饮；石膏清透郁热；大枣、甘草和中实脾，资助汗源。全方具有发汗散饮，兼清郁热的作用。

小青龙汤，方中麻黄配桂枝，发汗解表，宣肺化饮；细辛、干姜、半夏温化寒饮，降逆止咳；芍药、五味子味酸收敛，以防辛散太过而耗气，芍药、甘草酸甘，以防温燥太过而伤津。全方具有散寒解表，温里化饮的作用。

[原文]

(24) 膈间支饮，其人喘满，心下痞坚①，面色黧黑②，其脉沉紧，得之数十日，医吐下之不愈，木防己汤主之。虚者③即愈，实者④三日复发，复与不愈者，宜木防己汤去石膏加茯苓芒硝汤主之。

木防己汤方

木防己三两　　石膏十二枚，鸡子大　　桂枝二两　　人参四两

上四味，以水六升，煮取二升，分温再服。

木防己汤去石膏加茯苓芒硝汤方

木防己　桂枝各二两　人参四两　芒硝三合　茯苓四两

上五味，以水六升，煮取二升，去滓，内芒硝，再微煎，分温再服，微利则愈。

[注释]

①心下痞坚：胃脘部位有痞塞坚实感。

②黧黑：黧，指黑中带黄的颜色。黧黑，谓面色黑而晦黄。

③虚者：指心下痞坚变虚软。

④实者：指心下痞坚结实。

[白话解]

停留于膈间的支饮，患者表现为气喘胸满，胃脘部位有痞塞坚实感，面色黑而晦黄，脉象沉紧，得病已经几十天，之前的医生用涌吐和攻下的方法治疗后却没有好转，应该用木防己汤来治疗。服药后如果心下痞坚变虚软的患者就可以治愈，如果心下痞坚仍然结实的患者，过了几天（前面所列的症状）就会复发，再用木防己汤治疗无效的，就应该用木防己汤去石膏加茯苓芒硝汤来治疗。

木防己汤方（方略）

将木防己、石膏、桂枝、人参这四味药，用六升水，煎煮到还剩下二升的时候，分两次温服。

木防己汤去石膏加茯苓芒硝汤方。（方略）

将木防己、桂枝、人参、芒硝、茯苓这五味药，用六升水，先煮木防己、桂枝、人参、茯苓，煎煮到还剩下二升的时候，去掉药渣，加入芒硝，再稍微煎煮一下，分两次温服。服药后二便通利，病就好了。

［方解］

木防己汤，方中木防己利水，桂枝通阳化气，温通血脉，两者相合，通阳利水消饮，利于气血通畅；石膏清解郁热；人参益气补虚。全方具有行水化饮，散结消痞，补虚清热的作用。

木防己汤去石膏加茯苓芒硝汤，加芒硝咸寒软坚散结，兼能除热；茯苓淡渗利水；去石膏之重坠，减苦寒之防己的量，使结聚之饮邪，从前后分消而去。

[原文]

（25）心下有支饮，其人苦冒眩，泽泻汤主之。

泽 泻 汤 方

泽泻五两　白术二两

上二味，以水二升，煮取一升，分温再服。

［白话解］

胃脘部位有饮邪支撑停留，患者感到头晕目眩得非常严重，应该用泽泻汤来治疗。（方略）

将泽泻、白术这两味药，用二升水，煎煮到还剩下一升的时候，分两次温服。

［方解］

泽泻汤，方中重用泽泻淡渗利水，引浊阴下行；轻取白术温补培土，以制水饮。全方具有利水除饮，兼以健脾的作用。

[原文]

（26）支饮胸满者，厚朴大黄汤主之。

厚朴大黄汤方

厚朴一尺　大黄六两　枳实四枚

上三味，以水五升，煮取二升，分温再服。

[白话解]

得了支饮，有胸满症状的患者，（兼见胃肠实腹痛腹满、大便秘结等症时），应该用厚朴大黄汤来治疗。（方略）

将厚朴、大黄、枳实这三味药，用五升水，煎煮到还剩下二升的时候，分两次温服。

[方解]

厚朴大黄汤，方中重用厚朴行滞除满，下气平喘；大黄荡实通腑；枳实破结逐饮。全方具有行气除满，荡涤结滞的作用。

[原文]

（27）支饮不得息，葶苈大枣泻肺汤主之。方见肺痈篇中

[白话解]

得了支饮病，出现呼吸困难的患者，应该用葶苈大枣泻肺汤来治疗。葶苈大枣泻肺汤方见于之前的肺痿肺痈咳嗽上气篇中

[原文]

（28）呕家本渴，渴者为欲解，今反不渴，心下有支饮故也，小半夏汤主之。《千金》云：小半夏加茯苓汤

小半夏汤方

半夏一升　生姜半斤

上二味，以水七升，煮取一升半，分温再服。

[白话解]

平常经常呕吐的人，呕吐之后本来应当有口渴，口渴是（邪从呕吐而出）饮邪要祛除的表现，现在患者反而不渴，这是胃脘有饮邪支撑停留的缘故，应该用小半夏汤来治疗。（方略）

将半夏、生姜这二味药，用七升水，煎煮到还剩下一升半的时候，分两次温服。

［方解］

小半夏汤，方中半夏、生姜都是辛温药，能温化水饮、降逆止呕，且生姜能制半夏的毒性。全方具有散饮除逆，和胃止呕的作用。

［原文］

（29）腹满，口舌干燥，此肠间有水气，己椒苈黄丸主之。

己椒苈黄丸方

防己　椒目　葶苈熬　大黄各一两

上四味，末之，蜜丸如梧子大，先食饮服一丸，日三服，稍增，口中有津液。渴者加芒硝半两。

［白话解］

腹部胀满，同时口干舌燥的患者，这是肠间有水饮停留，应该用己椒苈黄丸来治疗。（方略）

将防己、椒目、葶苈、大黄这四味药，打成粉末，加入蜂蜜制成如梧桐子大小的丸药，每次饭前用水送服一丸，每日三次，逐渐增加药量，直到口中有津液为止。如果服药后仍有口渴的患者，加入半两芒硝。

［方解］

己椒苈黄丸，方中防己、葶苈苦寒，椒目辛温，三者都能利水，使饮从小便而去；大黄泄实，则逐饮从大便出；葶苈泄肺气，有助于大便的通利。全方具有分消水饮，攻坚决壅的作用。

（30）卒呕吐，心下痞，膈间有水，眩悸者，小半夏加茯苓汤主之。

小半夏加茯苓汤方

半夏一升　生姜半斤　茯苓三两一法四两

上三味，以水七升，煮取一升五合，分温再服。

[白话解]

突然发生呕吐，胃脘部位痞满，这是膈间有水饮停留，同时出现头眩心悸的患者，应该用小茯苓加半夏汤来治疗。（方略）

将半夏、生姜、茯苓这三味药，用七升水，煎煮到还剩下一升五合的时候，分两次温服。

[方解]

小半夏加茯苓汤，在小半夏汤的基础上，加茯苓淡渗利水，导饮下出。全方具有降逆止呕，化饮利水的作用。

[原文]

（31）假令瘦人脐下有悸，吐涎沫而癫眩，此水也，五苓散主之。

五 苓 散 方

泽泻一两一分　猪苓三分，去皮　茯苓三分　白术三分

桂枝二分，去皮

上五味，为末，白饮服方寸匕，日三服，多饮暖水，汗出愈。

[白话解]

如果原来肥胖现在消瘦的人，脐下部位有跳动感，呕吐涎沫

而感到头晕目眩，这是因为有水饮停留，应该用五苓散来治疗。（方略）

将泽泻、猪苓、茯苓、白术、桂枝这五味药，打成粉末，用米汤送服一方寸匕，每日三次，服药后多饮热开水，有汗出病就会好了。

［方解］

五苓散，方中泽泻、猪苓、茯苓淡渗利水，祛饮于下；白术性温健脾制水；桂枝辛温通阳化气。全方具有化气利水兼以解表的作用。

［附方］

《外台》茯苓饮：治心胸中有停痰宿水，自吐出水后，心胸间虚，气满不能食，消痰气，令能食。

茯苓　人参　白术各三两　枳实二两　橘皮二两半　生姜四两

上六味，水六升，煮取一升八合，分温三服，如人行八九里进之。

［白话解］

《外台》茯苓饮：可以用来治疗心胸中有水饮痰涎停留，在呕吐出胸中的水饮痰涎之后，心胸中有形实邪已去，因心胸部胀满，不思饮食。《外台》茯苓饮能够消痰理气，（健脾补虚，）可以增强患者的食欲。（方略）

将茯苓、人参、白术、枳实、橘皮、生姜这六味药，用六升水，煎煮到还剩下一升八合的时候，分成三次温服，间隔像人走了八九里路那么长的时间就可以服一次。

［原文］

（32）咳家其脉弦，为有水，十枣汤主之。方见上

157

经常咳嗽的患者，脉象是弦脉，这是有水饮停留所致，应该用十枣汤来治疗。十枣汤方见于本篇前面的内容中

[原文]

（33）夫有支饮家，咳烦胸中痛者，不卒死，至一百日或一岁，宜十枣汤。方见上

素有支饮，咳嗽，心烦，胸中疼痛的患者，如果没有突然死亡，就可以延续到一百天或者一年，可以尝试用十枣汤治疗。十枣汤方见于本篇前面的内容中

[原文]

（34）久咳数岁，其脉弱者可治；实大数者死；其脉虚者必苦冒，其人本有支饮在胸中故也，治属饮家。

咳嗽数年不愈，脉象见弱的患者可以治疗；如果脉象见实大数的患者不好治；脉象虚的患者必然会出现严重的头昏目眩，这是患者原本就有支饮停留在胸中的缘故，应当按照治疗痰饮的方法治疗。

[原文]

（35）咳逆倚息，不得卧，小青龙汤主之。方见上及肺痈中

咳嗽气逆，倚靠而坐，不能平躺呼吸的患者，应该用小青龙汤来治疗。小青龙汤方见于前面以及肺痿肺痈咳嗽上气病篇中

[原文]

（36）青龙汤下已，多唾口燥，寸脉沉，尺脉微，手足厥逆，气从小腹上冲胸咽，手足痹，其面翕热如醉状[1]，因复下流阴股[2]，小便难，时复冒者，与茯苓桂枝五味子甘草汤，治其气冲。

桂苓五味甘草汤方

茯苓四两　桂枝四两，去皮　甘草三两，炙　五味子半升

上四味，以水八升，煮取三升，去滓，分三温服。

[注释]

①面翕热如醉状：形容面部微红乍热如酒醉的样子。

②阴股：指大腿内侧。

[白话解]

服用小青龙汤以后，痰和口水很多，却口中干燥，寸脉见沉象，尺脉见微象，手脚凉，自觉有气从小腹上冲到胸部和咽部，手足麻木不仁，面部红而发热像喝醉酒状，接着冲气又向下回到两大腿的内侧，小便困难，常常有昏冒的患者，可以给予茯苓桂枝五味子甘草汤，以治其冲气上逆之症。（方略）

将茯苓、桂枝、甘草、五味子这五味药，用八升水，煎煮到还剩下三升的时候，去掉药渣，分三次温服。

[方解]

桂苓五味甘草汤，方中桂枝辛温通阳，平冲降逆；茯苓淡渗利水，导饮下行；桂枝、茯苓既能通阳蠲饮，又能引逆气下行；炙甘草甘温益气；五味子酸温，收敛浮阳。全方具有敛气平冲，通阳利水的作用。

[原文]

(37) 冲气即低，而反更咳，胸满者，用桂苓五味甘草汤去桂，加干姜、细辛，以治其咳满。

苓甘五味姜辛汤方

茯苓四两　甘草三两　干姜三两　细辛三两　五味半升

上五味，以水八升，煮取三升，去滓，温服半升，日三。

[白话解]

服用茯苓桂枝五味甘草汤后，上冲之气平复，反而咳嗽加剧，胸膈满闷的患者，可以用桂苓五味甘草汤去掉桂枝加干姜、细辛，来治疗咳嗽胸满。（方略）

将茯苓、甘草、干姜、细辛、五味子这五味药，用八升水，煎煮到还剩下三升的时候，去掉药渣，温服半升，每日三次。

[方解]

苓甘五味姜辛汤，方中干姜、细辛温肺散寒，化饮止咳；茯苓利水消饮；甘草培土制水；五味子配干姜、细辛，避免辛散耗气、温燥伤津。全方具有湿肺散寒，化饮止咳的作用。

[原文]

(38) 咳满即止，而更复渴，冲气复发者，以细辛、干姜为热药也。服之当遂渴，而渴反止者，为支饮也。支饮者，法当冒，冒者必呕，呕者复内半夏，以去其水。

桂苓五味甘草去桂加干姜细辛半夏汤方

茯苓四两　甘草二两　细辛二两　干姜二两　五味子　半夏各半升

上六味，以水八升，煮取三升，去滓，温服半升，日三。

[白话解]

服用苓甘五味姜辛汤以后，咳嗽与胸满的症状消失，却又出现口渴，这是冲气复发的缘故，因为干姜、细辛属于热性药物。吃了细辛、干姜之后应当口渴，现在反而不渴，是有支饮停留的缘故。得了支饮的患者，应当出现头目昏眩，昏眩的时候必然会伴有呕吐，呕吐的患者在原方中加半夏，来祛除水饮。（方略）

将茯苓、甘草、细辛、干姜、五味子、半夏这六味药，用八升水，煎煮到还剩下三升的时候，去掉药渣，温服半升，每日三次。

[方解]

桂苓五味甘草去桂加姜辛夏汤，加半夏化饮降逆，和胃止呕；减少干姜、细辛、甘草的用量，防干姜、细辛温燥伤正，引发冲气，避免甘草甘缓滞中，更加重呕吐。全方具有温肺散寒，化饮降逆的作用。

[原文]

（39）水去呕止，其人形肿者，加杏仁主之。其证应内麻黄，以其人遂痹，故不内之。若逆而内之者，必厥。所以然者，以其人血虚，麻黄发其阳故也。

苓甘五味加姜辛半夏杏仁汤方

茯苓四两　甘草三两　五味子半升　干姜三两　细辛三两
半夏半升　杏仁半升，去皮尖

上七味，以水一斗，煮取三升，去滓，温服半升，日三。

[白话解]

服用桂苓五味甘草去桂加姜辛夏汤后，水饮消除，呕吐停止，却出现身体浮肿的患者，应该在原方中加入杏仁来治疗。按理此证应当加入麻黄，但由于患者原有手足麻木，所以不用麻黄。如果不顾病情而加了麻黄，患者必然出现手脚凉冰的情况。之所以会出现这样的情况，是因为患者血虚，麻黄发越阳气，而更耗阳伤阴的缘故。（方略）

茯苓、甘草、五味子、干姜、细辛、半夏、杏仁这七味药，用一斗水，煎煮到还剩下三升的时候，去掉药渣，温服半升，每日三次。

[方解]

苓甘五味加姜辛半夏杏仁汤，在桂苓五味甘草去桂加姜辛夏汤基础上加杏仁，以宣肺利气；增加干姜、细辛、甘草的量至三两，以增强温化寒饮，兼培脾土之力。全方具有温肺散寒，化饮降逆，宣利肺气的作用。

[原文]

（40）若面热如醉，此为胃热上冲熏其面，加大黄以利之。

苓甘五味加姜辛半杏大黄汤方

茯苓四两　甘草三两　五味子半升　干姜三两　细辛三两
半夏半升　杏仁半升　大黄三两

上八味，以水一斗，煮取三升，去滓，温服半升，日三。

［白话解］

如果面部烘热，像喝醉酒的样子，这是胃热上冲于面部的缘故，应当在苓甘五味加姜辛半夏杏仁汤中加大黄以清利胃热。（方略）

将茯苓、甘草、五味子、干姜、细辛、半夏、杏仁、大黄这八味药，用一斗水，煎煮到三升，去掉药渣，温服半升，每日三次。

［方解］

苓甘五味加姜辛半杏大黄汤，于苓甘五味加姜辛半夏杏仁汤中加大黄一味，在温肺化饮、利气降逆的同时兼泄胃热。全方具有温肺化饮，利气降逆，清泄胃热的作用。

［原文］

（41）先渴后呕，为水停心下，此属饮家，小半夏加茯苓汤主之。方见上

［白话解］

先口渴而后出现呕吐，是水饮停留在心下，这是素有饮病的患者，应该用小半夏加茯苓汤来治疗。小半夏汤方见于本篇前面的内容中

消渴小便不利淋病脉证并治第十三

脉证九条　方六首

[题解]

本篇论述消渴、小便不利和淋病的脉证和治疗。

消渴，一为热病过程中出现的口渴症状；一为以多饮、多食、多尿、消瘦为主症的杂病。本篇所论以后者为多。

小便不利是指尿量及排尿次数减少，甚至癃闭的病证。

淋病是以小便淋漓涩痛为主的一种病证。与小便不利相比，淋病更兼有疼痛。病机多为肾阴不足，膀胱湿热。

这三种病证都与小便相关，病位又多涉及肾与膀胱，故合为一篇论述。

[原文]

（1）厥阴之为病，消渴，气上冲心，心中疼热，饥而不欲食，食即吐，下之不肯止。

[白话解]

厥阴病的典型症状是，口渴，喝很多水也不解渴，感觉有气向上冲到心胸部位，心窝部疼痛灼热，有饥饿感，但不想进食，进食后就会呕吐，如果使用了攻下的方法，就会腹泻不止。

[原文]

（2）寸口脉浮而迟，浮即为虚，迟即为劳；虚则卫气不足，劳则荣气竭。

趺阳脉浮而数，浮即为气，数即为消谷而大坚—作紧，气盛则溲数，溲数即坚，坚数相搏，即为消渴。

[白话解]

寸口脉象为浮而且迟，脉浮提示阳虚，脉迟多为虚劳病；阳虚就会卫阳不足，虚劳病就会营气衰竭。

趺阳脉浮而数，脉浮提示胃火盛，脉数（为胃热）就容易饥饿而大便坚硬另一个版本写作"紧"，胃气盛就会导致小便频数，小便频数就会导致大便坚硬，大便硬与小便频数并见，就是消渴病。

[原文]

（3）男子消渴，小便反多，以饮一斗，小便一斗，肾气丸主之。方见脚气中

[白话解]

男子口渴，喝很多水也不解渴，小便反而增多（如果是由于津液不足所导致的阴虚消渴，应该伴有小便少），饮水一斗，小便也一斗，应该用肾气丸来治疗。肾气丸方见于前面中风历节病篇附方治疗脚气上入的内容中

[原文]

（4）脉浮，小便不利，微热消渴者，宜利小便发汗，五苓散主之。方见上

[白话解]

脉象浮，小便不通畅，轻微发热，口渴，喝很多也不解渴的患者，可以用通利小便和发汗的方法，应该用五苓散来治疗。五苓散方见于本篇前面的内容中

[原文]

(5) 渴欲饮水，水入则吐者，名曰水逆，五苓散主之。
方见上

[白话解]

口渴想喝水，但喝水后就呕吐的病证，叫作水逆，应该用五苓散来治疗。五苓散方见于本篇前面的内容中

[原文]

(6) 渴欲饮水不止者，文蛤散主之。

文 蛤 散 方

文蛤五两

上一味，杵为散，以沸汤五合，和服方寸匕。

[白话解]

口渴想喝水，但饮水后渴仍不止的患者，应该用文蛤散来治疗。(方略)

将文蛤这一味药，捣成散剂，用五合开水，调和在一起服方寸匕。

[方解]

文蛤散，文蛤味咸性寒，咸入肾，滋阴补肾润燥。

[原文]

(7) 淋之为病，小便如粟状①，小腹弦急②，痛引脐中。

[注释]

①小便如粟状：小便排出粟状物。

②弦急：即拘急。

[白话解]

淋病的典型表现为，小便淋沥有如粟米状物排出，小腹部拘急，疼痛牵引到脐中。

[原文]

（8）趺阳脉数，胃中有热，即消谷引食，大便必坚，小便即数。

[白话解]

趺阳脉见数象，说明胃中有热，所以就会消化水谷能力强而多食，大便坚硬，小便频数。

[原文]

（9）淋家不可发汗，发汗则必便血。

[白话解]

久患淋病的患者，不可以用发汗的方法来治疗，如果用了发汗的方法必然引起尿血。（由于淋病患者多有热在膀胱，用热药发汗，会助长膀胱中的热，热邪灼伤血络，会引起尿血。）

[原文]

（10）小便不利者，有水气，其人若渴①，栝楼瞿麦丸主之。

栝楼瞿麦丸方

栝楼根二两　茯苓三两　薯蓣三两　附子一枚，炮　瞿麦一两

上五味，末之，炼蜜丸梧子大，饮服三丸，日三服。不知，增至七八丸，以小便利，腹中温为知。

[注释]

①若渴：徐镕本作"苦渴"，宜从。意思为口渴的厉害。

[白话解]

小便不通畅的患者，是由于体内有水邪停留，患者感到非常口渴，应该用栝楼瞿麦丸来治疗。（方略）

将栝楼根、茯苓、薯蓣、附子、瞿麦这五味药，打成粉末，炼蜜制成如梧桐子大小的丸药，用水送服三丸，每日三次；如果没有起效的感觉，增加到七八丸，小便通畅，腹中温暖就是起效的表现。

[方解]

栝楼瞿麦丸，方中栝楼根生津润燥，以治其渴；瞿麦、茯苓淡渗利水；薯蓣健脾；附子温肾阳化气，使津液上承，则上焦燥热自解。全方具有温阳利水，润燥止渴的作用。

[原文]

（11）小便不利，蒲灰散主之；滑石白鱼散、茯苓戎盐汤并主之。

蒲 灰 散 方

蒲灰七分　滑石三分

上二味，杵为散，饮服方寸匕，日三服。

滑石白鱼散方

滑石二分　乱发二分，烧　白鱼二分

上三味，杵为散，饮服半钱匕，日三服。

茯苓戎盐汤方

茯苓半斤　白术二两　戎盐弹丸大一枚

上三味，先将茯苓、白术煎成，入戎盐，再煎，分温三服。

[白话解]

小便不通畅的患者，可以根据病情，分别选用蒲灰散、滑石白鱼散、茯苓戎盐汤来治疗。

蒲灰散方（方略）

将蒲灰、滑石这两味药，捣成散剂，用水送服方寸匕，每日三次。

滑石白鱼散方（方略）

将滑石、乱发、白鱼这三味药，捣成散剂，用水送服半钱匕，每日三次。

茯苓戎盐汤方（方略）

将茯苓、白术、戎盐这三味药，先把茯苓、白术煎煮好，然后再放入戎盐一同煎煮，分三次温服。

[方解]

蒲灰散，方中蒲黄生用，凉血消瘀；滑石清利湿热。全方具有化瘀利窍泄热的作用。

滑石白鱼散，方中滑石通利小便，清利湿热；乱发烧炭，止血消瘀；白鱼消瘀行血。全方具有通利小便，止血散瘀的作用。

茯苓戎盐汤，方中戎盐即青盐，性味咸寒，此处取其走血分，入肾，利水、泄热的功效；茯苓、白术健脾利湿。全方具有清热健脾利湿的作用。

[原文]

（12）渴欲饮水，口干舌燥者，白虎加人参汤主之。方

［白话解］

口渴想要喝水，口干舌燥的患者，应该用白虎加人参汤来治疗。白虎加人参汤方见于痉湿暍病篇中

［原文］

（13）脉浮，发热，渴欲饮水，小便不利者，猪苓汤主之。

猪苓汤方

猪苓去皮　茯苓　阿胶　滑石　泽泻各一两

上五味，以水四升，先煮四味，取二升，去滓，内胶烊消，温服七合，日三服。

［白话解］

脉象浮，发热，口渴想要喝水，同时小便又不通畅的患者，应该用猪苓汤来治疗。（方略）

将猪苓、茯苓、阿胶、滑石、泽泻这五味药，用四升水，先煮除阿胶之外的四味药，煎煮到还剩下二升的时候，去掉药渣，放入阿胶烊化，温服七合，每日三次。

［方解］

猪苓汤，方中猪苓、泽泻、茯苓淡渗利水，滑石利水清热，阿胶滋阴润燥，合而用之，使水祛则热无所附，津复则口渴自止。全方具有利水育阴清热的作用。

水气病脉证并治第十四

论七首　脉证五条　方八首

[题解]

本篇论述水气病的脉证及治疗。水气病是各种原因所致的，以身体浮肿为临床特征的疾病。水气病分风水、皮水、正水、石水、黄汗五种，以风水、皮水为主。治疗以腰以上肿发汗，腰以下肿利小便及下法为原则。

[原文]

（1）师曰：病有风水、有皮水、有正水、有石水、有黄汗。风水，其脉自浮，外证骨节疼痛，恶风；皮水，其脉亦浮，外证胕肿^①，按之没指，不恶风，其腹如鼓，不渴，当发其汗；正水，其脉沉迟，外证自喘；石水，其脉自沉，外证腹满不喘；黄汗，其脉沉迟，身发热，胸满，四肢头面肿，久不愈，必致痈脓。

[注释]

①胕肿：指皮肤浮肿，《素问·水热穴论篇》："上下溢于皮肤，故曰胕肿，胕肿者，聚水而生病也。"

[白话解]

老师说：水气病有风水、皮水、正水、石水、黄汗五种。风水脉象是浮脉，症状表现有骨节疼痛，怕风；皮水的脉象也是浮脉，症状表现为皮肤水肿，用手按其皮肤，凹陷不起，不怕风，腹胀大如鼓，不口渴，应当用发汗的方法来治疗；正水的脉象是沉而迟的，症状表现为气喘；石水的脉象是沉脉，症状表现为腹部胀满而不喘；黄汗的脉象也是沉而迟的，身体发热，胸中胀满，四肢、头部及颜面都浮肿，如果很长时间没有治愈，皮肤就会出现痈脓。

[原文]

（2）脉浮而洪，浮则为风，洪则为气，风气相搏，风强则为隐疹，身体为痒，痒为泄风①，久为痂癞②；气强则为水，难以俯仰。风气相击，身体洪肿，汗出乃愈。恶风则虚，此为风水；不恶风者，小便通利，上焦有寒，其口多涎，此为黄汗。

[注释]

①泄风：隐疹身痒的症状由风邪外泄所致，故曰泄风。
②痂癞：风热在表，瘙痒不止，肌肤破溃结痂，犹如癞疾。

[白话解]

脉象浮而洪，脉浮是外感风邪，脉洪是患者素有水气，风邪与水气相互作用，如果风邪偏胜则皮肤上出现隐疹，身体瘙痒，这种症状叫作泄风，瘙痒日久不愈（因搔抓破溃结痂，形成犹如癞疾的）"痂癞"；如果水气偏胜（就会呈现水气病的症状），身体难以俯仰。如果风和气都强，两相作用，全身浮肿，只要汗出就能痊愈。浮肿怕风是表虚，这是风水；浮肿不怕风的患者，小便通利，是上焦虚寒，口水较多，这是黄汗病。

[原文]

（3）寸口脉沉滑者，中有水气，面目肿大，有热，名曰风水。视人之目窠上微拥^①，如蚕新卧起状，其颈脉^②动，时时咳，按其手足上，陷而不起者，风水。

[注释]

①目窠上微拥：目窠，指眼胞。"拥"，通"壅"，义同"肿"。目窠上微拥，指两眼胞微肿。

②颈脉：足阳明人迎脉，在喉结两旁。

[白话解]

寸口脉见沉滑的患者，是身体内有水邪停留，面目浮肿而发热，叫做风水。看到患者两上眼胞微肿，像蚕，也像刚睡醒的样子，颈部的脉管跳动明显，常常咳嗽，按患者的手或脚，皮肤凹陷而不起的，这是风水。

[原文]

（4）太阳病，脉浮而紧，法当骨节疼痛，反不疼，身体反重而酸，其人不渴，汗出即愈，此为风水。恶寒者，此为极虚，发汗得之。

渴而不恶寒者，此为皮水。

身肿而冷，状如周痹^①，胸中窒，不能食，反聚痛，暮躁不得眠，此为黄汗，痛在骨节。

咳而喘，不渴者，此为脾胀，其状如肿，发汗即愈。

然诸病此者，渴而下利，小便数者，皆不可发汗。

[注释]

①周痹：病名，痹证的一种，以周身上下游走作痛为特点。

[白话解]

太阳病，脉象浮而紧，按理应有骨节疼痛，但是却不疼，身体反而感到沉重酸楚，患者口不渴，用发汗的方法就可以治愈，这是风水。如果怕冷的，是因为身体本来阳气不足，又发汗所致。

口渴而不怕冷的，这是皮水。

身体浮肿而冷，症状像周痹病，胸中闷塞，不能进食，关节反而凝聚疼痛，晚上躁扰不安，不能安睡，这是黄汗病，疼痛的部位在骨节。

咳嗽而气喘，口不渴的，这是脾胀，它的症状像水肿，用发汗的方法就会痊愈。

凡得这类病的患者，口渴而腹泻，小便频数的，都不能用发汗的方法来治疗。

[原文]

（5）里水①者，一身面目黄肿②，其脉沉，小便不利，故令病水。假如小便自利，此亡津液，故令渴也。越婢加术汤主之。方见下

[注释]

①里水：即皮水。风水在表，皮水在里，两者相对而言，故称皮水为里水。

②黄肿：《脉经》作"洪肿"。

[白话解]

得了皮水的患者，全身头面眼部浮肿的厉害，脉象为沉脉，小便不通畅，所以导致患者体内有水饮停留。如果小便通畅，这是（患者水虽去而）津液已伤，所以出现口渴。应该用越婢加术汤来治疗。越婢加术汤方见于后面的内容中

（6）趺阳脉当伏，今反紧，本自有寒，疝瘕^①，腹中痛，医反下之，下之即胸满短气。

[注释]

①疝瘕：病名。疝，指阴寒性的腹痛。瘕，指腹中积块，时聚时散，游走无定处之疾。

[白话解]

趺阳脉应当是沉伏的，现在反而见紧象，这是患者体内本来有寒邪，如疝痛、癥瘕、腹中痛等，（应当用温药）医生反而用苦寒攻下的方法，下后就会引起胸满、短气等症状。

[原文]

（7）趺阳脉当伏，今反数，本自有热，消谷，小便数，今反不利，此欲作水。

[白话解]

趺阳脉应当是沉伏的，现在反而见数象，这是患者体内本来有热邪，消化能力强、小便频数，但现在小便反而不通畅，这是将要发生水气病征兆。

[原文]

（8）寸口脉浮而迟，浮脉则热，迟脉则潜，热潜相搏，名曰沉。趺阳脉浮而数，浮脉即热，数脉即止，热止相搏，名曰伏。沉伏相搏，名曰水。沉则络脉虚，伏则小便难，虚难相搏，水走皮肤，即为水矣。

[白话解]

寸口脉的脉象浮而迟，脉浮为风热之象，脉迟为阴寒内潜，风热与阴寒相互作用，热邪潜伏于阴寒之中，名为沉。趺阳脉的脉象浮而数，脉浮提示有热邪，脉数是卫气伏止于下，热与止相互作用，名为伏。沉和伏相互作用，名为水。沉为营血虚而络脉空虚，伏为阳气不化而小便不通畅，虚与难相互作用，致使水不循常道而泛溢于皮肤，则形成水气病。

[原文]

（9）寸口脉弦而紧，弦则卫气不行，即恶寒，水不沾流①，走于肠间。

少阴脉紧而沉，紧则为痛，沉则为水，小便即难。

[注释]

①水不沾流：津液不能循常道运行。

[白话解]

寸口脉脉象弦而紧，脉弦提示卫气运行不畅，因而出现怕冷的症状，水液不能循常道运行而流入肠间，形成水气病。

少阴脉脉象紧而沉，脉紧提示疼痛，脉沉提示有水邪停留，因而小便困难。

[原文]

（10）脉得诸沉，当责有水，身体肿重。水病脉出①者，死。

[注释]

①脉出：指水气病之沉脉暴出而无根，上有而下绝无。

[白话解]

诊到沉的脉象，应当是有水邪停留，身体胀肿沉重。如果水气病的沉脉暴出而无根，属于难治的危证。

[原文]

（11）夫水病人，目下有卧蚕，面目鲜泽，脉伏，其人消渴。病水腹大，小便不利，其脉沉绝者，有水，可下之。

[白话解]

水气病的患者，下眼胞浮肿，像蚕趴在下眼皮上，颜面和眼睛肿且光亮润泽，脉象伏，患者口渴，喝水也不解渴。得了水气病腹部胀大，小便不通畅，脉象沉甚至很难摸到的患者，这是体内有水邪停留，可以用攻下的方法来治疗。

[原文]

（12）问曰：病下利后，渴饮水，小便不利，腹满因肿者，何也？答曰：此法当病水，若小便自利及汗出者，自当愈。

[白话解]

提问：得了下利以后，口渴要喝水，小便不通畅，腹部胀满，前阴部肿的患者，这是得的什么病呢？老师回答说：按照疾病的发展趋势，这会发生水气病，如果小便通畅且有汗出的，自然会痊愈。

[原文]

（13）心水者，其身重而少气，不得卧，烦而躁，其人阴肿。

[白话解]

（心阳不足，心火不能下交于肾，肾水失去心火的制约而上凌于而致）心受到水气侵凌的患者，身体感到沉重，少气无力，不能平卧，烦躁，阴部肿大。

[原文]

（14）肝水者，其腹大，不能自转侧，胁下腹痛，时时津液微生①，小便续通②。

[注释]

①津液微生：指口中时时微微有津液。

②小便续通：指小便时通时不通。

[白话解]

（肝失疏泄，水道不通所致）肝受到水气侵凌的患者，腹部膨大，不能随意转动身体，胁下腹部疼痛，口中时时微有津液，小便时而通畅时而不通畅。

[原文]

（15）肺水者，其身肿，小便难，时时鸭溏。

[白话解]

（肺失通调，水湿泛溢所致）肺受到水气侵凌的患者，身体浮肿，小便困难，时常大便溏泄，像鸭子的大便，水粪夹杂而下。

[原文]

（16）脾水者，其腹大，四肢苦重，津液不生，但苦少气，小便难。

[白话解]

（脾失运化，水湿内停所致）脾受到水气侵凌的患者，腹部膨大，四肢非常沉重，不能生成津液，只是感到少气无力，小便困难。

[原文]

(17) 肾水者，其腹大，脐肿腰痛，不得溺，阴下湿如牛鼻上汗，其足逆冷，面反瘦。

[白话解]

（肾阳不足，气不化水所致）肾受到水气侵凌的患者，腹部膨大，脐部肿胀，腰痛，小便不通畅，前阴部潮湿好像牛鼻子上的汗一样，足部冰冷，面部反而消瘦。

[原文]

(18) 师曰：诸有水者，腰以下肿，当利小便；腰以上肿，当发汗乃愈。

[白话解]

老师说：得了各种水气病的患者，腰部以下水肿的，应当用利尿的方法来治疗；腰部以上浮肿的，应当用发汗的方法来治疗就会痊愈。

[原文]

(19) 师曰：寸口脉沉而迟，沉则为水，迟则为寒，寒水相搏。趺阳脉伏，水谷不化，脾气衰则鹜溏，胃气衰则身肿。少阳①脉卑②，少阴脉细，男子则小便不利，妇人则经水不通；经③为血，血不利则为水，名曰血分。

[注释]

①少阳：指手少阳三焦经"和髎"穴部位之脉，在上耳角根之前，鬓发之后，即耳门微前上方。少阳脉候三焦之气。

②脉卑：指其脉按之沉而弱，表示营血不足。

③经：即月经，经水，经血。

[白话解]

老师说：寸口脉脉象沉而迟，脉沉提示有水邪，脉迟提示有虚寒，虚寒与水邪相互作用，脾胃虚弱。趺阳脉伏而不起，饮食物不能化生为营养物质，于是像鸭的大便水粪夹杂而下，胃气虚弱则全身浮肿。少阳脉沉弱无力，少阴脉脉象细，在男子表现为小便不利，在女子表现为月经不调；女子的月经是血液的一部分，月经不利就产生水肿，（因为与血液相关，）故称为血分。

[原文]

（20）问曰：病有血分，水分，何也？师曰：经水前断，后病水，名曰血分，此病难治；先病水，后经水断，名曰水分，此病易治。何以故？去水，其经自下。

[白话解]

提问：妇人病有血分，有水分，如何分辨呢？老师回答说：月经先停，而后出现水肿的，叫作血分，这类病难治；先有水肿，而后出现停经的，叫作水分，这类病比较容易治疗。这是什么原因呢？因为祛除了水邪（阴寒的水邪消除之后，阳气恢复)，月经自然就通畅了。

[原文]

（21）问曰：病者苦水①，面目身体四肢皆肿，小便不利，脉之，不言水，反言胸中痛，气上冲咽，状如炙肉，当微咳喘，审如②师言，其脉何类？

师曰：寸口沉而紧，沉为水，紧为寒，沉紧相搏，结在关元③，始时当微，年盛不觉，阳衰之后，营卫相干④，阳损阴盛，结寒微动，肾气上冲，喉咽塞噎，胁下急痛。

医以为留饮而大下之，气击不去，其病不除。后重吐之，胃家虚烦，咽燥欲饮水，小便不利，水谷不化，面目手足浮肿。又以葶苈丸下水，当时如小差，食饮过度，肿复如前，胸胁苦痛，象若奔豚，其水扬溢，则浮咳喘逆。当先攻击冲气，令止，乃治咳；咳止，其喘自瘥。先治新病，病当在后。

［注释］

①苦水：形容词活用做动词，作"患"或"为……所苦"解。苦水，患水气病或为水气病所苦。

②审如：审，助词。审如，诚如，果然如此之意。

③关元：任脉穴，在脐下三寸，在此指下焦。

④营卫相干：干，触犯。营卫相干，营卫相互触犯，营卫不相和谐之意。

［白话解］

提问：患者得了水气病，颜面、眼胞、身体、四肢都浮肿，小便不通畅，诊脉时，患者不说水肿，反而说胸中疼痛，感觉有气向上冲逆到咽喉，咽中好像有一块烤肉阻塞的感觉，应该有微微咳嗽气喘，如果真像老师所说的那样，患者脉象是怎样的呢？

老师回答说：寸口脉脉象沉而紧，脉沉提示有水邪，脉紧提示有虚寒，水邪和虚寒相互作用，凝结在下焦，开始的时候还比较轻微，而且正当年轻身体强壮，没有察觉，等到阳气逐渐衰弱以后，营卫失调，阳气衰损，阴气亢盛，凝结在下焦的水寒之邪微微窜动，肾中寒气向上冲，以致咽喉的气机不通畅，胁下拘急疼痛。医生以为是留饮而使用了峻烈的苦寒攻下药物，上冲的寒气不仅没有消除，正气反而因药物的攻伐过猛而受伤，因此病情没有缓解。后来又用涌吐的方法，反而使胃气虚损而烦闷，咽中干燥想喝水，小便不畅，饮食不消化，颜面、眼胞、手足浮肿。医生又给予葶苈丸攻逐水饮，当时的浮肿如果略微减轻些，之后由于饮食过度，浮肿又像以前那么厉害，胸胁部感到非常疼痛，病情好像奔豚发作，水气向上泛滥，上迫于肺，而见咳嗽气喘。此时治疗应当先缓解气冲，使气冲停止，然后再治咳嗽；咳嗽消失时，气喘自然就好了。应该先治疗后出现的症状，原来的病证之后再治疗。

[原文]

（22）风水，脉浮身重，汗出恶风者，防己黄芪汤主之。腹痛者加芍药。

防己黄芪汤方 方见湿病中

[白话解]

得了风水，脉象浮，身体沉重，出汗，怕风的患者，应该用防己黄芪汤来治疗。如果有腹痛的加芍药。

防己黄芪汤方 见于痉湿喝病篇中

[原文]

（23）风水恶风，一身悉肿，脉浮不渴，续自汗出，无大热，越婢汤主之。

越 婢 汤 方

麻黄六两　　石膏半斤　　生姜三两　　大枣十五枚　　甘草二两

上五味，以水六升，先煮麻黄，去上沫，内诸药，煮取三升，分温三服。恶风者加附子一枚，炮。风水加术四两。《古今录验》

[白话解]

得了风水，怕风，全身都浮肿，脉象见浮，口不渴，连续不

断出汗，体表没有明显的发热，应该用越婢汤来治疗。（方略）

　　将麻黄、石膏、生姜、大枣、甘草这五味药，用六升水，先煮麻黄，去掉浮沫，再放入其他药物，煎煮到还剩下三升的时候，分三次温服。有怕风表现的患者加一枚炮附子。湿邪严重的加四两白术。出自《古今录验》

　　[方解]

　　越婢汤，方中麻黄、生姜宣散水气，配石膏清解郁热；大枣、甘草补脾胃以和中。全方具有发越水气，清解郁热的作用。

[原文]

　　（24）皮水为病，四肢肿，水气在皮肤中，四肢聂聂动^①者，防己茯苓汤主之。

防己茯苓汤方

　　防己三两　　黄芪三两　　桂枝三两　　茯苓六两　　甘草二两

　　上五味，以水六升，煮取二升，分温三服。

　　[注释]

　　①四肢聂聂动：《集韵》："聂，木叶动貌。"此处形容肌肤轻微颤动。

　　[白话解]

　　皮水这种病，四肢浮肿，水邪流溢在皮肤中，四肢肌肉轻微颤动的患者，应该用防己茯苓汤来治疗。（方略）

　　将防己、黄芪、桂枝、茯苓、甘草这五味药，用六升水，煎煮到还剩下二升的时候，分三次温服。

　　[方解]

　　防己茯苓汤，方中茯苓除湿利水，桂枝通阳，黄芪益气，甘草调中。全方具有健脾益肺，行水化湿的作用。

[原文]

（25）里水，越婢加术汤主之；甘草麻黄汤亦主之。

越婢加术汤方见上。于内加白术四两，又见脚气中。

甘草麻黄汤方

甘草二两　麻黄四两

上二味，以水五升，先煮麻黄，去上沫，内甘草，煮取三升，温服一升，重覆汗出，不汗，再服。慎风寒。

[白话解]

皮水（属内里有热的），应该用越婢加术汤治疗；（没有里热表现，仅见浮肿，小便不利，无汗的），也应该用甘草麻黄汤治疗。

越婢加术汤方见于本篇前面的内容中。在越婢汤中加入白术四两，又见于脚气中。

甘草麻黄汤方（方略）

将甘草、麻黄这二味药，用五升水，先煮麻黄，去掉浮沫，放入甘草，煎煮到还剩下三升的时候，温服一升，并多盖几重被子使患者出汗，如果不出汗，就再次服用。整个过程中要注意防风御寒。

[方解]

甘草麻黄汤，方中麻黄宣肺发表兼散水湿，甘草益气补中，二者相伍，使发汗不致太过，从而达到肺气宣通，水道通调，水祛肿消的效果。

[原文]

（26）水之为病①，其脉沉小，属少阴②；浮者为风③，无水虚胀者，为气④。水，发其汗即已。脉沉者宜麻黄附子汤；浮者宜杏子汤。

麻黄附子汤方

麻黄三两　甘草二两　附子一枚，炮

上三味，以水七升，先煮麻黄，去上沫，内诸药，煮取二升半，温服八分，日三服。

杏子汤方 未见，恐是麻黄杏仁甘草石膏汤。

［注释］

①水之为病：此处概括指风水与正水。

②脉沉小，属少阴：脉象沉小，说明病在里；少阴，指足少阴肾。此句指肾阳不足，不能温化水气所引起的正水。

③浮者为风：脉象浮说明病位在表。这里指感受风邪而引起的风水。

④无水虚胀者为气：此属插笔，用以说明气胀与水气病的不同。无水，指腹满不由腹水而起；虚胀是因虚气郁，因郁而胀，症见腹部虚浮胀满，但无按之没指、小便不利等症状。

［白话解］

风水和正水中，脉象沉小的，属于肾阳不足（而导致的正水）；脉象浮的，属于外感风邪所引起的（风水）。如果是没有水邪而出现腹部胀满的是气胀（应与水气病相区别）。水气病，用发汗的方法就可以痊愈。脉沉（正水），可以用麻黄附子汤来治疗；脉浮（风水），可以用杏仁汤来治疗。

麻黄附子汤方（方略）

将麻黄、甘草、附子这三味药，用七升水，先煮麻黄，去掉浮沫，再放入其他的药物，煎煮到还剩下二升半的时候，温服八分，每日三次。

杏子汤杏子汤方没有流传下来，猜测可能是麻黄杏仁甘草石膏汤。

［方解］

麻黄附子汤，方中麻黄发汗行水，宣肺平喘；甘草健脾补中，培土制水；附子温阳化湿。全方具有温经发汗，祛水平喘的作用。

［原文］

（27）厥而皮水①者，蒲灰散主之。方见消渴中

［注释］

①厥而皮水：指皮水兼见四肢厥冷的症状，由水邪外溢、痹阻阳气所致。

［白话解］

皮水兼见手脚冰冷的患者，应该用蒲灰散来治疗。蒲灰散方见于前面消渴小便利淋病篇中

［原文］

（28）问曰：黄汗之为病，身体肿一作重，发热汗出而渴，状如风水，汗沾衣，色正黄如柏汁①，脉自沉，何从得之？师曰：以汗出入水中浴，水从汗孔入得之，宜芪芍桂酒汤主之。

黄芪芍药桂枝苦酒汤方

黄芪五两　芍药三两　桂枝三两

上三味，以苦酒一升，水七升，相和。煮取三升，温服一升，当心烦，服至六七日乃解。若心烦不止者，以苦酒阻故也一方以美酒醯②代苦酒。

①柏汁：即黄柏汁。

②美酒醯（xī，音同希）：一种醋。

[白话解]

提问：黄汗的典型症状是，身体浮肿另一个版本中写作"重"字，发热、汗出、口渴，症状与风水类似，汗出黏而沾衣，颜色正黄好像黄柏汁，脉象沉，此病是如何引起的？老师回答说：这是因为出汗后，汗未干便入水中洗澡，水湿之邪由汗孔进入人体而得病，应该用芪芍桂酒汤来治疗。（方略）

将黄芪、芍药、桂枝这三味药，用一升醋、七升水，混合均匀。煎煮到还剩下三升的时候，温服一升，服药后会感觉到心中烦热，服到六七天后烦热的症状就能缓解了。如果烦热不止，是因为醋酸敛阻滞的缘故另一个方子以红醋代替米醋。

[方解]

芪芍桂酒汤，方中桂枝、芍药调和营卫；苦酒泄营中郁热；黄芪益气健脾，以助卫气。全方具有调和营卫，散水除湿的作用。

[原文]

（29）黄汗之病，两胫自冷；假令发热，此属历节。食已汗出，又身常暮卧盗汗出者，此劳气也。若汗出已反发热者，久久其身必甲错；发热不止者，必生恶疮。

若身重，汗出已辄轻者，久久必身瞤，瞤即胸中痛，又从腰以上必汗出，下无汗，腰髋弛痛①，如有物在皮中状，剧者不能食，身疼重，烦躁，小便不利，此为黄汗，桂枝加黄芪汤主之。

桂枝加黄芪汤方

桂枝三两　芍药三两　甘草二两　生姜三两　大枣十二枚
黄芪二两

上六味，以水八升，煮取三升，温服二升，须臾②饮热稀粥一升余，以助药力，温服取微汗；若不汗，更取。

[注释]

①腰髋弛痛：指腰髋部肌肉松弛无力且疼痛。

②须臾：指一会儿。

[白话解]

黄汗这种病，（虽然身体发热，但）小腿局部应是冷的；如果小腿发热，这就属于历节了。晚饭后出汗，还常常晚上盗汗的患者，这是虚劳的表现。如果出汗后，身热依旧存在（一般认为出汗会带走身体的热量，所以发烧的患者出汗后体温一般会降低），时间久了就会出现皮肤干燥粗糙，就好像鱼的鳞片一样；如果发热一直这样迁延不止，必定会发为恶疮、痈脓。

如果身体沉重，汗出后感觉轻快的患者，时间久了，便会出现肌肉瞤动，继而出现胸中疼痛，又有出汗仅见于上半身，而腰以下无汗，腰髋部肌肉松弛无力且疼痛，就好像有虫在皮肤中爬行一样，病情严重时不能进食，全身沉重疼痛，烦躁，小便不通畅，这是黄汗病，应该用桂枝加黄芪汤治疗。（方略）

将桂枝、芍药、甘草、生姜、大枣、黄芪这六味药，用八升水，煎煮到还剩下三升的时候，温服二升，过一会儿再喝一升多热粥，来帮助发挥药力，温服是为了促使微微出汗；如果不出汗，就继续服药。

[方解]

桂枝加黄芪汤，方中桂枝汤解肌发汗，散湿消肿；加二两黄芪以益气助卫。全方具有调和营卫，益气除湿的作用。

[原文]

（30）师曰：寸口脉迟而涩，迟则为寒，涩为血不足。趺阳脉微而迟，微则为气，迟则为寒，寒气不足①，则手足逆冷；手足逆冷，则荣卫不利；荣卫不利，则腹满胁②鸣相逐；气转膀胱，荣卫俱劳③，阳气不通即身冷，阴气不通即骨疼④；阳前通则恶寒，阴前通则痹不仁⑤；阴阳相得，其气乃行，大气⑥一转，其气乃散；实则失气，虚则遗尿，名曰气分。

[注释]

①寒气不足：指阳气不足而有寒。

②胁：俞桥版本中写作"肠"，按照文中的意思，应该是肠的意思。

③荣卫俱劳：指荣卫俱病。

④阳气不通即身冷，阴气不通即骨疼：互文笔法，即阴阳不通，则出现身冷、骨节疼痛的症状。

⑤阳前通则恶寒，阴前通则痹不仁：前，古假借作"剪"；前通，即断绝流通之意。本句语法同上局，即阴阳阻断不通，则出现恶寒、麻木不然的症状。

⑥大气：即积于胸中的宗气，有推动呼吸，促进血液运行的作用。

[白话解]

老师说：寸口脉脉象迟而涩，脉迟提示虚寒，脉涩提示血虚；趺阳脉脉象微而迟，脉微提示气虚，脉迟提示虚寒，阳气不足，内生寒气则手足冰冷，荣卫不通，腹满、肠鸣相继出现；邪气侵入膀胱，（气化功能受损，）则荣卫俱病，阴阳不通，便会身冷、骨节疼痛，继而恶寒、肌肤麻木不仁；阴阳平衡协调，气机才能畅达，气行则水行，水气亦会随之消散；（上述为气分失调所致的水气病的病状及治疗，但气分病也有虚实之分，）若是（因寒气郁结所导致的腹中气机阻滞不通而）多见矢气，属气实，若是（因肾阳虚衰所见的肾气不固则）病见遗尿，属气虚，这些叫做气分病。

[原文]

（31）气分，心下坚，大如盘，边如旋杯，水饮所作，桂枝去芍药加麻辛附子汤主之。

桂枝去芍药加麻辛附子汤方

桂枝三两　生姜三两　甘草二两　大枣十二枚　麻黄二两细辛二两　附子一枚，炮

上七味，以水七升，煮麻黄，去上沫，内诸药，煮取二升，分温三服，当汗出，如虫行皮中，即愈。

[白话解]

得了气分病，心下痞硬，像是盘子的大小，边缘像旋转的杯子一样厚，这是水饮积聚所引起的，应该用桂枝去芍药加麻辛附子汤来治疗。（方略）

将桂枝、生姜、甘草、大枣、麻黄、细辛、附子这七味药，用七升水，先煮麻黄，去掉浮沫，再放入其他药物，煎煮到还剩下二升的时候，分三次温服，服后应该出汗，自觉像有虫在子皮肤中爬行，病就会痊愈。

[方解]

桂枝去芍药加麻辛附子汤，桂枝汤去芍药，取其辛甘化阳；

附子、细辛温阳助里；麻黄温散于外。诸药共用使阳气振奋，表里畅达，从而推动凝滞的水饮之邪消散于外。全方具有温阳散寒，宣散水饮的作用。

[原文]

（32）心下坚，大如盘，边如旋盘，水饮所作，枳术汤主之。

枳 术 汤 方

枳实七枚　白术二两

上二味，以水五升，煮取三升，分温三服，腹中软即当散也。

[白话解]

心下痞硬像是盘子的大小，边缘像放置的盘子一样厚，这也是水饮积聚所引起的，应该用枳术汤来治疗。（方略）

将枳实、白术这二味药，用五升水，煎煮到还剩下三升的时候，分三次温服，服后如果腹部由坚硬变为柔软，这是水气消散的征象。

[方解]

枳术汤，方中枳实消痞行水，白术健脾祛湿，二者合用消补兼施，使气行饮化，则心下痞坚之症得以消解。全方具有行气散结，补脾消水的作用。

[附方]

《外台》防己黄芪汤：治风水，脉浮为在表，其人或头汗出，表无他病，病者但下重，从腰以上为和，腰以下当肿及阴，难以屈伸。方见风湿中

《外台》防己黄芪汤：可以用来治疗风水，脉浮说明病在表，患者可有头部出汗，但无发热恶寒等表证，仅见下肢沉重，腰部以上没有症状，腰部以下应该会有浮肿影响及外阴部位，肢体难以屈伸。《外台》防己黄芪汤方见于前面痉湿暍病篇中

黄疸病脉证并治第十五

论二首　脉证十四条　方七首

[题解]

本篇为黄疸病专论。黄疸病是以身黄、目黄、小便黄为主症的一类病证。仲景依据病因不同，首创黄疸病的分类，即谷疸、酒疸、女劳疸；又从病机出发，总结出湿热发黄、寒湿发黄、火劫发黄、燥结发黄、女劳发黄以及中虚发黄等类型，其中着重辨析湿热发黄；在治疗方面，以清热利湿为主要法则，并将解表发汗、润燥逐瘀、调补脾胃、调和肝脾等多种方法及方药贯穿其中。但其中涉及燥结发黄、中虚发黄等内容，当属痿黄，不属于黄疸病的范畴。

[原文]

（1）寸口脉浮而缓，浮则为风，缓则为痹。痹非中风，四肢苦烦，脾色必黄，瘀热以行。

[白话解]

寸口脉脉象浮缓，脉浮提示有风邪，脉缓提示湿邪闭阻。湿邪闭阻与中风病不同，四肢非常烦重不适，脾生湿热，郁于血分，身体发黄。（因为湿热郁闭于脾，四肢肌肉失去濡养，而脾又为运化之枢纽，湿热郁滞则无从排泄，日久必波及血分，随血夹瘀运行至全身，导致黄疸病。）

[原文]

(2) 跌阳脉紧而数，数则为热，热则消谷，紧则为寒，食即为满。尺脉浮为伤肾，跌阳脉紧为伤脾①。风寒相搏，食谷即眩，谷气不消，胃中苦浊，浊气下流，小便不通，阴被其寒，热流膀胱，身体尽黄，名曰谷疸。

额上黑，微汗出，手足中热，薄暮即发，膀胱急，小便自利，名曰女劳疸；腹如水状不治。

心中懊憹而热，不能食，时欲吐，名曰酒疸。

[注释]

①尺脉浮为伤肾，跌阳脉紧为伤脾：此为插笔，指出女劳疸与谷疸在病因及病位上的区别。尺脉浮为肾虚，是女劳疸的病因；跌阳脉紧为脾湿，是谷疸的成因。

[白话解]

跌阳脉紧而数，脉数提示内有热，胃热则容易消化；脉紧提示脾有寒湿，（运化功能不足，故）进食后腹中胀满。尺脉浮说明肾虚阳浮，跌阳脉紧说明寒气伤脾。风寒之邪相互作用，进食后就会感觉头目昏眩，食物不能消化，胃中被湿热所困，湿热之邪下传膀胱，则会引起小便不通畅，足太阴脾受寒湿，同时胃热下传膀胱，故而出现全身发黄，就叫谷疸。

如果额部发黑，每到傍晚即出现微汗出、手足心发热，小腹拘急不适，但小便尚通畅（小便通畅说明膀胱虽急但病不在膀胱），叫作女劳疸，如果出现腹中胀满，像是有腹水，则病难治。

如果胃脘部嘈杂烦热，不能饮食，并且时时感觉恶心想吐，这叫酒疸。

（3）阳明病，脉迟者，食难用饱，饱则发烦头眩，小便必难，此欲作谷疸。虽下之，腹满如故，所以然者，脉迟故也。

[白话解]

得了阳明病，脉象迟的患者，吃东西不敢吃饱，吃饱之后心中烦躁，头目昏眩，小便一定会困难，这是将要发展为谷疸。此时若用攻下的方法，腹满的症状并不会缓解，之所以这样，是因为脉迟（说明脾阳虚而内有寒湿，当禁用苦寒攻下的方法）。

[原文]

（4）夫病酒黄疸，必小便不利，其候心中热，足下热，是其证也。

[白话解]

得了酒疸，必定会小便不通畅，症状有心中烦热，脚底发热，这些都是此病的典型症状。

[原文]

（5）酒黄疸者，或无热，靖言了了^①，腹满欲吐，鼻燥，其脉浮者先吐之，沉弦者先下之。

[注释]

①靖言了了：指安静少言，说明无烦躁、谵语等症。

[白话解]

得了酒疸病的患者，有的没有烦热的症状，反而安静少言，腹部胀满欲吐，鼻中干燥，若脉浮的患者，就先用催吐的方法；若是脉象沉弦的患者，就先用攻下的方法治疗。

[原文]

（6）酒疸，心中热，欲呕者，吐之愈。

[白话解]

得了酒疸，心中烦热，想呕吐的患者，用催吐的方法就会痊愈。

[原文]

（7）酒疸下之，久久为黑疸①，目青面黑，心中如啖蒜薤状②，大便正黑，皮肤爪之不仁③，其脉浮弱，虽黑微黄，故知之。

[注释]

①黑疸：中医病名，为黄疸病日久不愈的一种转归，以面目青黑、心中灼热、大便色黑、皮肤麻木不仁为主症。

②心中如啖蒜薤状：啖，吃；薤（jī，音同鸡），指切碎的姜、蒜、韭菜之类。全句指心中灼热不适，犹如吃了捣碎的大蒜一般。

③皮肤爪之不仁：指肌肤麻木不仁。

[白话解]

得了酒疸病后，误用攻下的方法，长时间没有好转，逐渐发展为黑疸，患者面目青黑，心中灼热不适，如同吃了大蒜一般，大便色黑，肌肤麻木不仁，即便抓挠也没有感觉，脉象浮而无力，患者面色虽然发黑，但微微透出黄色，所以可知此病是由黄疸演变而来的。

[原文]

（8）师曰：病黄疸，发热烦喘，胸满口燥者，以病发时火劫其汗^①，两热所得。然黄家所得，从湿得之。一身尽发热而黄，肚热^②，热在里，当下之。

[注释]

①火劫其汗：指用熨、熏、灸等火攻之法强迫发汗。

②肚热：指腹中热。

[白话解]

老师说：得了黄疸病，发热，心烦，气喘，胸中满闷，口中干燥的患者，这是因为病发时误用火攻的方法（比如烧针、温针、熨法等）强迫发汗所造成的，黄疸病本就是因湿热而起，现在又用了火攻的方法，两热相合，故而病情加重。然而黄疸病的发生还与湿有关。（湿热相合，所以会出现）全身发热且皮肤发黄，腹中热，说明热在里，应该用攻下的方法来治疗。

[原文]

（9）脉沉，渴欲饮水，小便不利者，皆发黄。

[白话解]

脉沉，自觉口渴想喝水，小便不通畅的患者，（说明湿热郁滞在里，无从排出，）最终都会得黄疸病。

[原文]

（10）腹满，舌痿黄^①，燥不得睡，属黄家。_{舌痿疑作身痿}

[注释]

①舌痿黄：舌，《医宗金鉴》作"身"字解；痿黄，即萎黄，指身体发黄而不润泽。

腹部胀满，身发黄而不润泽，躁烦不得安睡，这是黄疸病的患者。舌痿怀疑是"身痿"的误写

［原文］

（11）黄疸之病，当以十八日为期，治之十日以上瘥，反剧者为难治。

［白话解］

黄疸这种病，应该在十八天左右就能痊愈（脾主每个季节的最后十八天，黄疸与脾相关，所以黄疸病程以十八天为一个周期）。如果经过治疗，病情能在十日左右好转（说明正能胜邪），预后较好；如果反而病情加剧，说明预后不良。

［原文］

（12）疸而渴者，其疸难治；疸而不渴者，其疸可治。发于阴部①，其人必呕；阳部②，其人振寒而发热也。

［注释］

①阴部：指脏腑之里。

②阳部：指躯体之表。

［白话解］

得了黄疸病又有口渴的患者，其病难治；得了黄疸病而不渴的患者，其病易治。黄疸病发于脏腑之里的，患者必然会出现呕吐；发于表的，则会寒战而发热。

［原文］

（13）谷疸之为病，寒热不食，食即头眩，心胸不安，久久发黄为谷疸，茵陈蒿汤主之。

茵陈蒿汤方

茵陈蒿六两　　栀子十四枚　　大黄二两

上三味，以水一斗，先煮茵陈，减六升，内二味，煮取三升，去滓，分温三服。小便当利，尿如皂角汁状，色正赤，一宿腹减，黄从小便去也。

[白话解]

谷疸的典型表现是，恶寒发热，不欲饮食，勉强进食则头目晕眩，胸中烦闷不安，久而久之，逐渐出现全身发黄，发展为谷疸，应该用茵陈蒿汤来治疗。（方略）

将茵陈蒿、栀子、大黄这三味药，用一斗水，先煮茵陈，等到水减少六升的时候，再放入其他两味药物，煎煮到还剩下三升的时候，去掉药渣，分三次温服。服药后，小便应当通畅，并且尿色应当如皂角汁一样，发红发褐。第二天，腹满应当有所减轻，因为湿热之邪随小便而泄出。

[方解]

茵陈蒿汤，方中茵陈蒿清热利湿退黄；栀子清热除烦，利湿退黄，二者合用，使湿热之邪由小便而去；再加用大黄泻热逐瘀，通利大便。全方具有清利湿热，逐瘀退黄的作用。

[原文]

（14）黄家日晡所发热，而反恶寒，此为女劳得之；膀胱急，少腹满，身尽黄，额上黑，足下热，因作黑疸，其腹胀如水状，大便必黑，时溏，此女劳之病，非水也。腹满者难治。硝石矾石散主之。

硝石矾石散方

硝石　　矾石烧，等分

上二味，为散，以大麦粥汁和服方寸匕，日三服。病随大小便去，小便正黄，大便正黑，是候也。

[白话解]

黄疸患者出现下午 3 ~ 5 点发热，现在不发热而反见恶寒，这是由于房劳伤肾所引起的；小腹拘急胀满，全身发黄，额部发黑，足心发热，将要转变为黑疸，患者若见腹部胀满像是有腹水的样子，大便发黑，且便溏，都是女劳疸引起的，并非水气病。出现这种腹满，病就难治了。女劳疸，应该用硝石矾石散来治疗。（方略）

将硝石、矾石这二味药，打成散剂，用大麦粥汁调和服用一方寸匕，每日三次。病邪当随大小便而排出，小便黄，大便黑，说明邪有所出，是正常现象。

[方解]

硝石矾石散，方中硝石即火硝，清热活血消瘀；矾石化湿利水，共奏消瘀散结，清热化湿之功。因石类药物易损伤脾胃，故用大麦粥汁顾护脾胃。

[原文]

（15）酒黄疸，心中懊𢙁或热痛，栀子大黄汤主之。

栀子大黄汤方

栀子十四枚　大黄一两　枳实五枚　豉一升

上四味，以水六升，煮取二升，分温三服。

[白话解]

得了酒疸，胃脘部位嘈杂或有疼痛、发热的患者，应该用栀子大黄汤来治疗。（方略）

将栀子、大黄、枳实、豉这四味，用六升水，煎煮到还剩下二升的时候，分三次温服。

[方解]

栀子大黄汤，方中栀子清热利湿，泻火除烦；豆豉宣发郁热，二者合用加强清热除烦之力；大黄泻下攻积，清热泻火；枳实破气消积，二者相伍除积泻热，使气机通畅，则邪有出路。全方具有清热除烦，利湿退黄的作用。

[原文]

（16）诸病黄家，但利其小便；假令脉浮，当以汗解之，宜桂枝加黄芪汤主之。方见水气病中

[白话解]

大多数得了黄疸病的患者，只需要通利小便即可；假如患者脉浮，（出现发热、汗出等表证，）应该用发汗的方法来缓解，可以用桂枝加黄芪汤来治疗。桂枝加黄芪汤方见于水气病篇中

[原文]

（17）诸黄，猪膏发煎主之。

猪膏发煎方

猪膏①半斤　乱发如鸡子大三枚

上二味，和膏中煎之，发消药成，分再服，病从小便出。

[注释]

①猪膏：即猪的油脂，有润燥清热的功效。

[白话解]

各种发黄（因津枯肠燥而使大便秘结者），应该用猪膏发煎来治疗。（方略）

将猪膏、乱发这二味药，将乱发放入油脂膏中同煎，待乱发化掉，药就煎好了，分两次服用，病邪当随大小便而出。

[方解]

猪膏发煎，方中猪膏润燥通便，乱发消瘀通便。全方具有润燥补虚，化瘀通便的作用。

[原文]

（18）黄疸病，茵陈五苓散主之。一本云茵除汤及五苓散并主之。

茵陈五苓散方

茵陈蒿末十分　　五苓散五分方见痰饮中

上二物和，先食饮方寸匕，日三服。

[白话解]

得了黄疸病的患者，（若见身黄肢倦，食少脘闷，身重便溏，小便不利等症，说明病属湿热为患，且湿邪较重）应该用茵陈五苓散主治。（方略）另一种版本认为应该用茵陈蒿汤和五苓散来治疗。

将茵陈蒿末、五苓散这两味药，混合均匀，在饭前服用一方寸匕，每日三次。

[方解]

茵陈五苓散，方中茵陈蒿清热利湿退黄，五苓散温阳化气行水，合用治疗湿热型黄疸中湿邪偏盛者。全方具有利湿清热的作用。

[原文]

（19）黄疸腹满，小便不利而赤，自汗出，此为表和里实，当下之，宜大黄硝石汤。

大黄硝石汤方

大黄　黄柏　硝石各四两　栀子十五枚

上四味，以水六升，煮取二升，去滓，内硝，更煮取一升，顿服。

[白话解]

得了黄疸病，腹部胀满，小便不通畅且颜色发黄，自汗出，这是表无病而内有湿热壅滞的缘故，应当用攻下的方法来治疗，可以用大黄硝石汤。（方略）

将大黄、黄柏、硝石、栀子这四味药，用六升水，先煮除硝石以外的三味药，煎煮到还剩下二升的时候，去掉药渣，然后放入硝石，再煎煮到还剩下一升的时候，一次服完。

[方解]

大黄硝石汤，方中大黄、硝石攻下瘀热，栀子、黄柏清热燥湿。全方具有泻热通便，利湿退黄的作用。

[原文]

（20）黄疸病，小便色不变，欲自利，腹满而喘，不可除热，热除必哕。哕者，小半夏汤主之。方见痰饮中

[白话解]

得了黄疸病，小便颜色正常，大便通利，（说明内无实热，此时若见）脘腹胀满而气喘（此为脾胃虚寒所致），不可以（认为有热而）用攻下的方法清热，误用苦寒攻下，必定重伤中阳，导致胃气上逆，而致呃逆。出现呃逆的患者，应该用小半夏汤来治疗。小半夏汤方见于痰饮咳嗽病篇中

[原文]

（21）诸黄，腹痛而呕者，宜柴胡汤。必小柴胡汤，方见呕吐中

[白话解]

得了各种黄疸病，腹痛且呕吐的患者，可选用柴胡汤类来治疗。必是指小柴胡汤，小柴胡汤方见于呕吐哕下利病篇中

[原文]

（22）男子黄，小便自利，当与虚劳小建中汤。方见虚劳中

[白话解]

得了黄疸病，小便通畅的患者，（说明内无湿热，可能是脾胃虚弱，肌肤失养所引起的虚黄证，）应该用治疗虚劳病的小建中汤来治疗。小建中汤方见于血痹虚劳病篇中

[附方]

瓜蒂汤：治诸黄。方见暍病中

[白话解]

瓜蒂汤：可以用来治疗各种黄疸。瓜蒂汤方见于痉湿暍病

《千金》麻黄醇酒汤：治黄疸。

麻黄三两

上一味，以美清酒五升，煮取二升半，顿服尽。冬月用酒，春月用水煮之。

[白话解]

《千金》麻黄醇酒汤：可以用来治疗黄疸。（方略）

将麻黄用五升质量优良的清酒，煎煮到还剩下二升半的时候，一次服完。冬天用酒煎煮，春天用水煎煮。

惊悸吐衄下血胸满瘀血病脉证治第十六

脉证十二条　方五首

[题解]

本篇论述惊、悸、吐血、衄血、下血及瘀血等病的证治，胸满仅是瘀血的一个伴随症状。

惊是突然受到外界刺激而引起的惊恐不安；悸是不因外界刺激而自觉心中悸动不安。惊与悸虽为两证，但互有联系，且常并见，故多并称。

吐血、衄血、下血及瘀血，同属血证范畴。仲景所言吐血，又包含了自胃而出的吐血及自肺而出的咳血两种。因其发病机理有寒热虚实之分，故治疗上有温凉补泻之别。

由于这些病证的发生均与心和血脉密切相关，故合为一篇论述。

[原文]

（1）寸口脉动①而弱，动即为惊，弱则为悸。

[注释]

①脉动：脉动是指脉搏跳动如豆粒转动一般，多是由于受惊恐等外界刺激后，心神无依，气血逆乱所引起。

[白话解]

寸口脉象动摇不宁且软弱无力，脉动缘于惊狂不安，脉弱则由于心悸不宁。

（2）师曰：尺脉浮，目睛晕黄^①，衄未止。晕黄去，目睛慧了^②，知衄今止。

[注释]

①目睛晕黄：一指医生所见，眼睛浑浊黄暗；一指患者自觉视物昏黄不清。此处为后者。

②目睛慧了：指视物清晰明了。

[白话解]

老师说：尺部脉浮，视物昏黄不清，说明鼻出血尚未停止；待视物昏黄现象消失，重又视物清晰，说明鼻出血已经停止。

[原文]

（3）又曰：从春至夏衄者太阳，从秋至冬衄者阳明。

[白话解]

又说：春季夏季的鼻出血多由太阳表热证所致，秋季冬季的鼻出血则多是由阳明里热引起。

[原文]

（4）衄家^①不可汗，汗出必额上陷脉^②紧急，直视不能眴^③，不得眠。

[注释]

①衄家：指经常鼻出血的人。

②陷脉：指额部两旁凹陷处（太阳穴）的动脉。

③眴（shùn，音同舜）：指眼球转动。

[白话解]

平素经常流鼻血的患者不可用发汗的方法，否则，汗出后会引起额上两侧的经脉拘急，两眼直视而眼球不能正常转动，并且不得安眠。

[原文]

（5）患者面无色，无寒热。脉沉弦者，衄；浮弱，手按之绝者，下血；烦咳①者，必吐血。

[注释]

①烦咳：指剧烈咳嗽。

[白话解]

患者面无血色，不发热恶寒。脉象沉弦的患者，会发生鼻出血；脉象浮弱，重按就像要消失一般的患者，会出现便血；剧烈咳嗽的患者，则必定会咳血。

[原文]

（6）夫吐血，咳逆上气，其脉数而有热，不得卧者，死。

[白话解]

咳血，伴有咳嗽、气喘，脉象数且发热，不能安卧的患者，预后不良。

[原文]

（7）夫酒客咳者，必致吐血，此因极饮过度所致也。

[白话解]

长期喝酒的人，如果咳嗽，必然会引发吐血（也有人认为是咳血），这是因为饮酒过度而导致气血逆乱的缘故。

[原文]

（8）寸口脉弦而大，弦则为减，大则为芤，减则为寒，芤则为虚，寒虚相击，此名曰革，妇人则半产漏下，男子则亡血。

[白话解]

参见《血痹虚劳病脉证并治第六》第13条。

[原文]

（9）亡血不可发其表，汗出即寒栗而振。

[白话解]

大失血的患者，不可用发汗解表的方法，否则，汗出后会怕冷、寒战。

[原文]

（10）患者胸满，唇痿舌青，口燥，但欲漱水不欲咽，无寒热，脉微大来迟①，腹不满，其人言我满，为有瘀血。

[注释]

①脉微大来迟：指脉象虽大，但脉势不足，往来迟缓艰涩，相当于今之涩脉。

[白话解]

患者胸中胀满，唇舌干枯、发青，口中干燥，只想用水漱口而并不想喝下去，不恶寒发热，脉涩，腹部看起来没有胀大，但患者自觉胀满不舒服，这都是有瘀血的表现。

（11）病者如热状，烦满，口干燥而渴，其脉反无热，此为阴伏^①，是瘀血也，当下之。

[注释]

①阴伏：指热伏于阴分，此处指瘀血阻滞于内。

[白话解]

患者自觉发热，心烦，胸腹胀满，口中干燥并口渴，但脉象显示却没有热象，这是热伏于阴分，是瘀血阻滞于内所导致的，应该用攻下瘀血的方法来治疗。

[原文]

（12）火邪^①者，桂枝去芍药加蜀漆牡蛎龙骨救逆汤主之。

桂枝救逆汤方

桂枝三两，去皮　甘草二两，炙　生姜三两　牡蛎五两，熬　龙骨四两　大枣十二枚　蜀漆三两，洗去腥

上为末，以水一斗二升，先煮蜀漆，减二升，内诸药，煮取三升，去滓，温服一升。

[注释]

①火邪：即火劫，指误用烧针、火熏、艾灸等方法强迫发汗。

[白话解]

误用火劫发汗（导致心阳损伤，心神浮越，而见心悸、惊狂、卧起不安等症时），应该用桂枝去芍药加蜀漆牡蛎龙骨救逆汤来治疗。（方略）

将桂枝、甘草、生姜、牡蛎、龙骨、大枣、蜀漆将这些药打碎成粉末，用一斗二升水，先煮蜀漆，煎煮到水减少二升的时候，再放入其他药物，再煎煮到还剩下三升的时候，去掉药渣，温服一升。

［方解］

桂枝救逆汤，方中桂枝汤去阴柔酸敛之芍药，取其温通心阳之功；龙骨、牡蛎镇惊安神，以助心阳的恢复；蜀漆涤逐痰邪，以止惊狂。全方具有温通心阳，镇惊安神的作用。

［原文］

（13）心下悸^①者，半夏麻黄丸主之。

半夏麻黄丸方

半夏　麻黄等分

上二味，末之，炼蜜和丸小豆大，饮服三丸，日三服。

［注释］

①心下悸：指心下悸动不安，由中阳不足、心下有停饮所致。

［白话解］

（由水饮所致的）心下悸动不安的患者，应该用半夏麻黄丸来治疗。（方略）

将半夏、麻黄这二味药，打碎成粉末，炼蜜做成小豆大小的药丸，用水送服三丸，每日三次。

［方解］

半夏麻黄丸，方中半夏降逆化饮，麻黄宣通阳气，共用以温化逆乱之水饮，宣通郁遏之阳气。全方具有化饮降逆，温通阳气的作用。

[原文]

（14）吐血不止者，柏叶汤主之。

柏 叶 汤 方

柏叶　干姜各三两　艾三把

上三味，以水五升，取马通汁一升，合煮取一升，分温再服。

[白话解]

吐血日久不止的患者，应该用柏叶汤来治疗。（方略）

将柏叶、干姜、艾这三味药，用五升水，再用一升马通汁，一起煎煮到还剩下一升的时候，分两次温服。

[方解]

柏叶汤，方中柏叶性凉，降气血上冲之势以止血；干姜辛热，温中止血；艾叶苦辛温，温经止血，干姜、艾叶与柏叶相配，即可发挥其降逆止血之功，又可制约其寒性，不至于使寒凝血瘀；马通汁性微温，引血下行，使上逆之血归顺其位。全方具有温中止血的作用。

[原文]

（15）下血，先便后血，此远血也，黄土汤主之。

黄 土 汤 方

甘草　干地黄　白术　附子炮　阿胶　黄芩各三两　灶中黄土半斤

上七味，以水八升，煮取三升，分温二服。

[白话解]

便血，先有大便后出血的，这是远血，（是由于脾气虚寒所引起的，）应该用黄土汤来治疗。（方略）

将甘草、干地黄、白术、附子、阿胶、黄芩、灶中黄土这七味药，用八升水，煎煮到还剩下三升的时候，分两次温服。

[方解]

黄土汤，方中主药灶心黄土温脾涩肠止血；附子、白术温阳健脾以摄血；地黄、阿胶滋阴养血；黄芩苦寒反佐，以防术、附温燥动血；甘草甘缓和中，调和诸药。方中诸药刚柔相济、寒热相宜，温阳而不伤阴，滋阴而不损阳。全方具有温脾摄血的作用。

[原文]

（16）下血，先血后便，此近血也，赤小豆当归散主之。方见狐惑中

[白话解]

便血，先出血然后有大便的，这是近血，（是由于湿热蕴结大肠所致，）应该用赤小豆当归散来治疗。赤小豆当归散方见于百合狐惑阴阳毒病篇中

[原文]

（17）心气不足①，吐血，衄血，泻心汤主之。

泻心汤方 亦治霍乱。

大黄二两　黄连一两　黄芩一两

上三味，以水三升，煮取一升，顿服之。

[注释]

①心气不足：《千金要方》改作"心气不定"，可作参考。

[白话解]

（邪火亢盛导致）心烦不安，吐血、衄血的患者，应该用泻心汤来治疗。（方略）

将大黄、黄连、黄芩这三味药，用三升水，煎煮到还剩下一升的时候，一次服完。

[方解]

泻心汤，方中黄芩善清上焦之火，黄连清心火、降胃热，大黄苦寒泻火。全方具有清热泻火以止血的作用。

呕吐哕下利病脉证治第十七

论一首　脉证二十七条　方二十三首

[题解]

本篇论述了呕吐、哕、下利的脉因证治。

呕吐与哕均由胃气上逆引起，其中前者包括呕、吐、干呕和胃反，可由虚寒、热、寒热错杂及水饮等原因引起，在治疗上有温、补、下、清、和、汗等法；哕即呃逆，有寒热虚实之分，当审症求因、审因论治，强调不可见呕止呕、见哕止哕。

下利包括后世的泄泻与痢疾，亦有寒热虚实之别。

由于此三种病的病变部位都在胃肠，相互影响，且辨证治疗方法可相互借鉴，故合为一篇论述。

[原文]

（1）夫呕家有痈脓，不可治呕，脓尽自愈。

[白话解]

频繁呕吐的人，（如果是因为体内有痈脓所致，）不可以止呕，待痈脓吐尽，呕吐便会自然停止了。

[原文]

（2）先呕却渴者，此为欲解。先渴却呕者，为水停心下，此属饮家。

呕家本渴，今反不渴者，以心下有支饮故也，此属支饮。

[白话解]

先有呕吐，而后出现口渴的患者，这是痰饮病将要痊愈的征兆。若是先有口渴，而后出现呕吐的患者，则说明有水饮停于心下，这种情况属于痰饮病。

经常呕吐的人按理应当口渴，现在反而不渴的患者，这是因为心下胃脘部有水饮停留的缘故，属于痰饮病的范畴。

[原文]

（3）问曰：患者脉数，数为热，当消谷引食，而反吐者，何也？师曰：以发其汗，令阳微，膈气①虚，脉乃数，数为客热②，不能消谷，胃中虚冷故也。

脉弦者，虚也。胃气无余，朝食暮吐，变为胃反③。寒在于上，医反下之，今脉反弦，故名曰虚。

[注释]

①膈气：指胸中宗气。

②客热：指虚热、假热。

③胃反：中医病名，此处指朝食暮吐，暮食朝吐，宿谷不化之证。

[白话解]

提问：患者脉象数，脉数提示有热，按理应当食欲大增，容易消化食物，现在反而出现呕吐，这是什么原因呢？老师回答说：因为误用发汗的方法，使中阳虚衰，宗气不足，（阳虚而浮）故出现数脉，这种数脉是假热表现的，不能消化食物，这是胃中虚寒的缘故。

弦脉，也可能是由于内虚，胃中阳气虚衰，早上吃的东西到了晚上就吐出来，成为胃反病。本有中焦的虚寒，医生却误用攻下的方法，现在脉象反而是弦的，说明寒象更重了。

[原文]

（4）寸口脉微而数，微则无气①，无气则荣虚，荣虚则血不足，血不足则胸中冷②。

[注释]

①无气：指无卫气，即卫气不足。

②胸中冷：指气血不足，则宗气亦虚，故胸中冷。

[白话解]

寸口脉脉象微而数，脉微提示卫气不足，卫气不足则营气随之而虚，营气虚则血不足，血不足则会导致胸中寒冷。

[原文]

（5）趺阳脉浮而涩，浮则为虚，涩则伤脾，脾伤则不磨，朝食暮吐，暮食朝吐，宿谷不化，名曰胃反。脉紧而涩，其病难治。

[白话解]

趺阳脉脉象浮而且涩，脉浮提示胃气虚，脉涩提示脾气虚，脾气虚则不能正常消化食物，出现早晨吃进去的食物而晚上吐出，晚上吃进去的食物而早上吐出，并且吐出的都是还没消化的食物，这种病就叫作胃反。如果脉象是紧而涩的，病就难治。

[原文]

（6）患者欲吐者，不可下之。

[白话解]

患者感觉想呕吐的，就不可以用攻下的方法。（患者欲吐，说明病位在上，若用攻下的方法，反而容易引邪入里。）

[原文]

（7）哕而腹满，视其前后①，知何部不利，利之即愈。

[注释]

①前后：指大小便。

[白话解]

呃逆并且腹部胀满，应该审查大小便情况，了解过究竟是大便秘结还是小便不通引起的，只要通利大小便，呃逆就会痊愈。

[原文]

（8）呕而胸满者，茱萸汤主之。

茱 萸 汤 方

吴茱萸一升　　人参三两　　生姜六两　　大枣十二枚

上四味，以水五升，煮取三升，温服七合，日三服。

[白话解]

呕吐并且胸中胀满的患者，应该用茱萸汤来治疗。（方略）

将吴茱萸、人参、生姜、大枣这四味药，用五升水，煎煮到还剩下三升的时候，温服七合，每日三次。

[方解]

茱萸汤，方中吴茱萸苦辛大热，温胃暖肝，降逆止呕；生姜辛散，助吴茱萸温中散寒，和胃降逆；人参、大枣甘温，和中健脾补虚。全方具有温阳散寒，降逆止呕的作用。

[原文]

（9）干呕①，吐涎沫②，头痛者，茱萸汤主之。

[注释]

①干呕：指有声无物之呕。

②吐涎沫：指口吐清稀痰涎白沫。

[白话解]

干呕，口吐涎沫，并且头痛的患者，应该用茱萸汤来治疗。

[原文]

（10）呕而肠鸣，心下痞者，半夏泻心汤主之。

半夏泻心汤方

半夏半升，洗　黄芩三两　干姜三两　人参三两　黄连一两　大枣十二枚　甘草三两，炙

上七味，以水一斗，煮取六升，去滓，再煮取三升，温服一升，日三服。

[白话解]

呕吐，同时伴有肠鸣，心下痞塞满闷的患者，应该用半夏泻心汤来治疗。（方略）

将半夏、黄芩、干姜、人参、黄连、大枣、甘草这七味药，用一斗水，煎煮到还剩下六升的时候，去掉药渣，再煎煮到还剩下三升的时候，温服一升，每日三次。

[方解]

半夏泻心汤，方中半夏辛温为君药，散结除痞，降逆止呕；

臣以辛热之干姜，温中散寒，苦寒之黄芩、黄连泻热开痞，以上四药寒热共用，具有辛开苦降之功；佐以甘温之人参、大枣、炙甘草补脾益气，以补中焦之虚。全方具有开结除痞，和胃降逆的作用。本方的配伍特点是：寒热并用，辛开苦降，补泻兼施。

[原文]

（11）干呕而利者，黄芩加半夏生姜汤主之。

黄芩加半夏生姜汤方

黄芩三两　甘草二两，炙　芍药二两　半夏半升　生姜三两　大枣十二枚

上六味，以水一斗，煮取三升，去滓，温服一升，日再夜一服。

[白话解]

干呕，同时伴有下利的患者，应该用黄芩加半夏生姜汤来治疗。（方略）

将黄芩、甘草、芍药、半夏、生姜、大枣这六味药，用一斗水，煎煮到还剩下三升的时候，去掉药渣，温服一升，白天服两次，夜晚服一次。

[方解]

黄芩加半夏生姜汤，乃《伤寒论》中黄芩汤加半夏、生姜。方中黄芩汤清热止利，半夏、生姜和胃止呕。全方具有清热止利，和胃止呕的作用。

[原文]

（12）诸呕吐，谷不得下者，小半夏汤主之。方见痰饮中

[白话解]

各种呕吐，以致吃不下东西的患者，应该用小半夏汤来治疗。小半夏汤方见于痰饮咳嗽病篇中.

[原文]

(13) 呕吐而病在膈上，后思水者，解，急与之。思水者，猪苓散主之。

猪 苓 散 方

猪苓　茯苓　白术各等分

上三味，杵为散，饮服方寸匕，日三服。

[白话解]

由于膈上有痰饮而引起呕吐，吐后想要喝水的患者，说明疾病将愈，赶紧给患者喝水。如果喝水后依然渴欲饮水的患者（说明急与之之后又有新饮形成停留），应该用猪苓散来治疗。（方略）

将猪苓、茯苓、白术这三味药，捣成散剂，用水送服一方寸匕，每日三次。

[方解]

猪苓散，方中猪苓、茯苓淡渗利水，白术健脾化湿，配制为散剂，取"散者散也"之意。全方具有健脾祛饮，和胃止呕的作用。

[原文]

(14) 呕而脉弱，小便复利，身有微热，见厥者，难治，四逆汤主之。

四 逆 汤 方

附子一枚，生用　干姜一两半　甘草二两，炙

上三味，以水三升，煮取一升二合，去滓，分温再服。强人可大附子一枚，干姜三两。

[白话解]

呕吐而脉弱无力，小便通利，身体微发热，但手脚冰凉的患者，比较难治，应该用四逆汤来治疗。(方略)

将附子、干姜、半甘草这三味药，用三升水，煎煮到还剩下一升二合的时候，去掉药渣，分两次温服。身体强壮的人可用一枚大附子、三两干姜。

[方解]

四逆汤，方中生附子大辛大热，温壮元阳，破阴散寒，回阳救逆，为君药；干姜，温中散寒，助阳通脉，为臣药；二者同用，一温先天以生后天，一温后天以养先天，相须为用，是回阳救逆的常用组合；炙甘草一则益气补中，使全方温补结合，二则甘缓姜、附峻烈之性，三则调和药性，使药力持久，为佐使之药。全方具有回阳救逆的作用。

[原文]

(15) 呕而发热者，小柴胡汤主之。

小柴胡汤方

柴胡半斤　黄芩三两　人参三两　甘草三两　半夏半斤
生姜三两　大枣十二枚

上七味，以水一斗二升，煮取六升，去滓，再煎取三升，温服一升，日三服。

［白话解］

呕吐同时伴有发热的患者，应该用小柴胡汤来治疗。（方略）

将柴胡、黄芩、人参、甘草、半夏、生姜、大枣这七味药，用一斗二升的水，煎煮到还剩下六升的时候，去掉药渣后，再煎煮到还剩下三升的时候，温服一升，每日三次。

［方解］

小柴胡汤，方中柴胡为君，入肝胆经，疏泄肝胆，调畅气机；黄芩苦寒，清泄少阳之热，为臣药；二者相伍，柴胡升散，黄芩降泄，是和解少阳的基本结构；佐以半夏、生姜和胃降逆止呕；人参、大枣益气健脾；炙甘草助参、枣扶正，且能调和诸药，为使药。全方具有疏解清热，和胃降逆的作用。煎服法中"去滓再煎"，为使药性醇和。

［原文］

（16）胃反呕吐者，大半夏汤主之。《千金》云：治胃反不受食，食入即吐。《外台》云：治呕食，心下痞硬者。

大半夏汤方

半夏二升，洗完用　人参三两　白蜜一升

上三味，以水一斗二升，和蜜扬之二百四十遍，煮取二升半，温服一升，余分再服。

［白话解］

呕吐属于胃反（朝食暮吐，暮食朝吐，宿谷不化）的患者，应该用大半夏汤来治疗。（方略）《千金要方》记载，本方治疗胃反不能进食，吃完马上吐出的患者。《外台秘要》记载，本方治疗呕吐伴有心下痞硬的患者。

将半夏、人参、白蜜这三味药，用一斗二升水，与蜜混合，搅动240遍，煎煮到还剩下二升半的时候，温服一升，余下的分两次服用。

[方解]

大半夏汤，方中半夏降逆止呕，消痞散结；人参温养胃气；白蜜润燥补中。全方具有降胃气之逆，补脾胃之虚的作用。

[原文]

（17）食已即吐者，大黄甘草汤主之。《外台》方：又治吐水。

大黄甘草汤方

大黄四两　甘草一两

上二味，以水三升，煮取一升，分温再服。

[白话解]

吃完东西马上吐出来的患者，应该用大黄甘草汤来治疗。（方略）《外台秘要》记载本方又能够治疗饮水后马上吐出的患者。

将大黄、甘草这二味药，用三升水，煮取一升药汁，分两次温服。

[方解]

大黄甘草汤，方中大黄通腑泻热，荡涤胃肠实热；甘草即能缓和吐势之急迫，又可缓和大黄攻下之峻猛。全方具有通腑泻热和胃的作用。

[原文]

（18）胃反^①，吐而渴欲饮水者，茯苓泽泻汤主之。

茯苓泽泻汤方

茯苓半斤　泽泻四两　甘草二两　桂枝二两　白术三两
生姜四两

上六味，以水一斗，煮取三升，内泽泻，再煮取二升半，温服八合，日三服。

[注释]

胃反：此处当作"胃翻"解，即反复呕吐的意思。

[白话解]

反复呕吐，呕吐之后口渴想要喝水（喝了水再吐，吐后再喝水，反复如此）的患者，应该用茯苓泽泻汤来治疗。（方略）

将茯苓、泽泻、甘草、桂枝、白术、生姜这六味药，用一斗水，煎煮到还剩下三升的时候，再放入泽泻，继续煎煮到还剩下二升半的时候，温服八合，每日三次。

[方解]

茯苓泽泻汤，方中茯苓、泽泻淡渗利水，桂枝、生姜温阳化饮，白术、甘草健脾和中。全方具有祛除已停之水饮，健运脾气，以防水湿复聚的作用。

[原文]

（19）吐后，渴欲得水而贪饮者，文蛤汤主之。兼主微风，脉紧，头痛。

文 蛤 汤 方

文蛤五两　麻黄三两　甘草三两　生姜三两　石膏五两
杏仁五十枚　大枣十二枚

上七味，以水六升，煮取二升，温服一升，汗出即愈。

[白话解]

呕吐之后，口渴想喝并且喝了很多还是口渴的患者，（这是内有郁热所致，）应该用文蛤汤来治疗。此方也可治疗感受外邪

较轻的，仅有脉紧、头痛的患者。（方略）

将文蛤、麻黄、甘草、生姜、石膏、杏仁、大枣这七味药，用六升水，煎煮到还剩下二升的时候，温服一升，服药后出汗，疾病就能够痊愈了。

[方解]

文蛤汤是大青龙汤去桂枝加文蛤。方中文蛤咸寒，生津止渴；麻黄、杏仁、甘草、石膏相配，发表散寒，清宣郁热；生姜、大枣调补中焦脾胃。全方具有清郁热，透寒邪的作用。

[原文]

（20）干呕，吐逆，吐涎沫，半夏干姜散主之。

半夏干姜散方

半夏　干姜各等分

上二味，杵为散，取方寸匕，浆水一升半，煮取七合，顿服之。

[白话解]

干呕、呕吐呃逆、吐清稀涎沫的患者，应该用半夏干姜散来治疗。（方略）

将半夏、干姜这二味药，捣为散剂，取一方寸匕，用一升半浆水，煎煮到还剩下七合的时候，一次服完。

[方解]

半夏干姜散，方中半夏降逆止呕，散结消痞；干姜温胃散寒，通阳化饮；浆水甘酸，调中止呕。顿服意在使药力集中。全方具有温中助阳，化饮降逆的作用。

[原文]

（21）患者胸中似喘不喘，似呕不呕，似哕不哕，彻心中愦愦然无奈①者，生姜半夏汤主之。

生姜半夏汤方

半夏半升　生姜汁一升

上二味，以水三升，煮半夏，取二升，内生姜汁，煮取一升半，小冷，分四服，日三夜一服。止，停后服。

［注释］

①彻心中愦愦然无奈：形容烦乱至极，不能忍受之状。

［白话解］

患者想要喘又喘不出来，想要呕吐又吐不出来，想要呃逆又呃不出来，整个心胸中、胃脘部位都感到烦乱不安，几乎不能忍受，应该用生姜半夏汤来治疗。（方略）

将半夏、生姜汁这二味药，用三升水，先煮半夏，煎煮到还剩下二升的时候，再放入生姜汁，继续煎煮到还剩下一升半的时候，稍稍冷却后，分四次服用，白天服三次，晚上服一次。症状停止后，则不用再服。

［方解］

生姜半夏汤，方中重用生姜汁以辛开散结，配半夏以化饮降逆，意在使阳气舒展，寒饮得散。全方具有辛散寒饮，舒展阳气的作用。

［原文］

（22）干呕、哕，若手足厥者，橘皮汤主之。

橘 皮 汤 方

橘皮四两　生姜半斤

上二味，以水七升，煮取三升，温服一升，下咽即愈。

[白话解]

干呕，呃逆，如果又见手足冰凉的患者，应该用橘皮汤来治疗。(方略)

将橘皮、生姜这二味药，用七升水，煎煮到还剩下三升的时候，温服一升，服完药病就能够痊愈。

[方解]

橘皮汤，方中橘皮理气和胃，生姜散寒止呕，共用治疗因胃寒气逆而引起的呕哕。全方具有散寒降逆，通阳和胃的作用。

[原文]

（23）哕逆者，橘皮竹茹汤主之。

橘皮竹茹汤方

橘皮二升　　竹茹二升　　大枣三十枚　　生姜半斤　　甘草五两
人参一两

上六味，以水一斗，煮取三升，温服一升，日三服。

[白话解]

呃逆同时伴有手中冰凉的患者，应该用橘皮竹茹汤来治疗。(方略)

将橘皮、竹茹、大枣、生姜、甘草、人参这六味药，用一斗水，煎煮到还剩下三升的时候，温服一升，每日三次。

[方解]

橘皮竹茹汤，方中橘皮理气和胃；生姜散寒止呕；竹茹清解胃热，除烦止呕；人参、甘草、大枣补虚益气和中。全方具有补虚清热，降逆止呕的作用。

[原文]

（24）夫六腑气绝于外[1]者，手足寒，上气，脚缩；五脏气绝于内者，利不禁，下甚者，手足不仁。

[注释]

①六腑气绝于外：与后文"五脏气绝于内"是互文笔法，指脏腑之阳气虚衰。

[白话解]

脏腑阳气虚衰，在外表现为手足冰凉，气上冲，两脚挛缩；在内则表现为腹泻不止，严重时会出现手足麻木不仁。

[原文]

（25）下利[1]脉沉弦者，下重[2]；脉大者，为未止；脉微弱数者，为欲自止，虽发热不死。

[注释]

①下利：此处指痢疾。
②下重：指里急后重。

[白话解]

得了痢疾而脉象沉弦的患者，通常伴有里急后重的感觉；如果脉象大，则说明痢疾没有停止的趋势；如果脉象微弱而数，则痢疾将要自愈，此时即使出现发热，预后也较好。

[原文]

（26）下利手足厥冷，无脉者，灸之不温。若脉不还，反微喘者，死。少阴负趺阳[1]者，为顺也。

[注释]

①少阴负趺阳：少阴，指太溪脉，为足少阴肾脉；趺阳，指

冲阳脉，为足阳明胃脉。此句指少阴脉较阳明脉弱小，表明胃阳尚在，病情为顺。

[白话解]

得了虚寒腹泻而手足冰冷，重按脉象消失的患者，用灸法治疗后，手足依然冰冷。如果脉象仍摸不到，反而出现微喘的患者，预后不良。如果少阴脉较趺阳脉弱小（说明胃气尚存），则预后较好。

[原文]

（27）下利有微热而渴，脉弱者，今自愈。

[白话解]

得了虚寒腹泻而有轻微发热，口渴，脉象弱的患者，病情将要痊愈。

[原文]

（28）下利脉数，有微热，汗出，今自愈；设脉紧，为未解。

[白话解]

得了虚寒腹泻，脉象数，微发热，出汗的患者，病情将要痊愈；如果脉紧，则病情尚未好转。

[原文]

（29）下利脉数而渴者，今自愈；设不差，必圊①脓血，以有热故也。

[注释]

①圊：（qīng，音同清）。即排便的意思

［白话解］

得了虚寒腹泻，脉象数，口渴的患者，病情将要痊愈；如果没有痊愈，必定会出现大便脓血，这是因为有热的缘故。（虚寒腹泻而见热性的表现，说明阳气恢复，病应该会好转，如果没有好转，可能阳气恢复太过，反而变成热邪。）

［原文］

（30）下利脉反弦，发热身汗者，自愈。

［白话解］

得了虚寒腹泻，反见弦脉，身发热、汗出的患者，病情将要痊愈。

［原文］

（31）下利气^①者，当利其小便。

［注释］

①下利气：腹泻伴有矢气。

［白话解］

腹泻伴有矢气的患者，应当采用利尿的方法治疗。

［原文］

（32）下利，寸脉反浮数，尺中自涩者，必圊脓血。

［白话解］

得了虚寒腹泻，寸脉反而出现浮数之象，尺脉涩的患者，一定会大便脓血。

［原文］

（33）下利清谷，不可攻其表，汗出必胀满。

[白话解]

虚寒腹泻，大便中有未完全消化的食物，不能用发汗的方法治疗表证，出汗后一定会腹部胀满。

[原文]

（34）下利，脉沉而迟，其人面少①赤，身有微热，下利清谷者，必郁冒②，汗出而解，患者必微热。所以然者，其面戴阳③，下虚故也。

[注释]

①少：通"稍"。少少，即稍微、微微的意思。

②郁冒：病证名。指头晕目眩，眼前发黑，一时不能视物。可理解为眩晕。

③戴阳：病证名。指阴盛阳虚，虚阳上越，而致面色发红的症状。其特点为两颧面赤如妆。

[白话解]

得了虚寒腹泻，脉象沉迟，面色稍微有些发红，身体微微发热，腹泻，大便中有未完全消化的食物的患者，一定伴有头目晕眩，发汗后头目晕眩的症状就缓解了，患者会出现轻微的手足冰冷。患者面部两颧发红像画了妆一样，之所以会这样，是肾阳虚浮导致的。

[原文]

（35）下利后脉绝，手足厥冷，晬时①脉还，手足温者生，脉不还者死。

[注释]

①晬时：（zuì，音同最）。晬时，指一昼夜，即一天一夜。

[白话解]

得了虚寒腹泻后脉象消失，手足冰冷，经过一天一夜后脉象出现，手脚温暖的患者，预后良好，如果脉象没有出现，那么预后比较差。

[原文]

（36）下利腹胀满，身体疼痛者，先温其里，乃攻其表。温里宜四逆汤，攻表宜桂枝汤。

四逆汤方_{见上}

桂 枝 汤 方

桂枝三两，去皮　芍药三两　甘草二两，炙　生姜三两
大枣十二枚

上五味，㕮咀，以水七升，微火煮取三升，去滓，适寒温，服一升，服已，须臾啜稀粥一升，以助药力，温覆令一时许，遍身漐漐，微似有汗者益佳，不可令如水淋漓。若一服汗出病差，停后服。

[白话解]

得了虚寒腹泻，腹部胀满，全身疼痛（有表证）的患者，要先温在里的虚寒，然后再治疗表证。温里可以选用四逆汤，解表可以选用桂枝汤。

四逆汤方_{见于本篇前面的内容中}

桂枝汤方（方略）

将桂枝、芍药、甘草、生姜、大枣这五味药，切碎，用七升水，小火煎煮到还剩下三升的时候，去掉药渣，放凉到合适的温度，服用一升，喝完药过一会儿，再喝一碗热粥，来帮助

药物发汗，盖棉被两个小时左右，当全身微微汗出，使皮肤轻微湿润就是最好的效果，千万不能让汗出到像水一样在身上流。如果吃了一次药后汗就出来了，病就好了，剩下的药就不用服了。

［方解］

桂枝汤，方中桂枝为君，解肌祛风，温通卫阳；芍药为臣，敛阴和营；二药一散一收，寓发汗中有敛汗之意；生姜辛散止呕，佐桂枝发汗解表；大枣味甘，补益中气，助芍药敛阴和营。全方具有解肌祛风，调和营卫的作用。

［原文］

（37）下利，三部脉皆平，按之心下坚者，急下之，宜大承气汤。

［白话解］

得了腹泻，寸、关、尺三部脉象都正常，触诊胃脘部较硬的患者，应该赶快使用攻下的方法，可以尝试用大承气汤来治疗。

［原文］

（38）下利，脉迟而滑者，实也，利未欲止，急下之，宜大承气汤。

［白话解］

得了腹泻，脉象迟而且滑的患者，这是有里实证，腹泻没有要停止的迹象，应该赶快使用攻下的方法，可以尝试用大承气汤来治疗。

（39）下利，脉反滑者，当有所去，下乃愈，宜大承气汤。

[白话解]

得了腹泻，脉象反而出现滑象的患者，应该攻其实邪，使用攻下的方法疾病就可以痊愈了，可以尝试用大承气汤来治疗。

[原文]

（40）下利已差，至其年月日时复发者，以病不尽故也，当下之，宜大承气汤。

大承气汤方 见痉病中

[白话解]

腹泻已经好了，到了第二年的同一时间又复发的患者，这是因为病邪还没有完全清除的缘故，应该使用攻下的方法，可以尝试用大承气汤来治疗。

大承气汤方 见于前面的痉湿暍病篇中

[原文]

（41）下利谵语者，有燥屎也，小承气汤主之。

小承气汤方

大黄四两　厚朴二两，炙　枳实大者三枚，炙

上三味，以水四升，煮取一升二合，去滓，分温二服。得利则止。

[白话解]

得了腹泻，同时伴有谵语的患者，因为体内有燥屎停留，应

该用小承气汤来治疗。(方略)

将大黄、厚朴、枳实这三味药,用四升水,煎煮到还剩下一升二合的时候,去掉药渣,分两次温服。患者有大便就可以停止服药了。

[方解]

小承气汤,方中大黄为君药,通腹泻热,泻下热结;厚朴行气消胀;枳实下滞消痞。全方具有通腹导滞的作用。

[原文]

(42)下利便脓血者,桃花汤主之。

桃 花 汤 方

赤石脂一斤,一半剉,一半筛末 干姜一两 粳米一升

上三味,以水七升,煮米令熟,去滓,温服七合,内赤石脂末方寸匕,日三服;若一服愈,余勿服。

[白话解]

得了腹泻,大便夹有脓血的患者,应该用桃花汤来治疗。(方略)

将赤石脂、干姜、粳米这三味药,用七升水,将粳米煮熟,去掉药渣,温服七合,在服用时加入一方寸匕赤石脂末,每日三次;如果服第一次药疾病就痊愈了,剩下的药就不用服了。

[方解]

桃花汤,方中赤石脂用量最大为君药,具有涩肠固脱的功效;干姜为臣,具有温中暖脾的作用;粳米为佐,具有养胃和中之功。全方具有温肠固脱的作用。

（43）热利下重者，白头翁汤主之。

白头翁汤方

白头翁二两　黄连三两　黄柏三两　秦皮三两

上四味，以水七升，煮取二升，去滓，温服一升。不愈，更服。

[注释]

①热利：腹泻的一种，大便时有肛门灼热，排泄物臭秽的特点。相当于现代医学的细胞性痢疾。

[白话解]

得了热性腹泻同时伴有里急后重的患者，应该用白头翁汤来治疗。（方略）

将白头翁、黄连、黄柏、秦皮这四味药，用七升水，煎煮到还剩下二升的时候，去掉药渣，温服一升。如果患者没有好转，继续服药。

[方解]

白头翁汤，方中白头翁清热凉血，燥湿止痢；黄连、黄柏、秦皮清热燥湿解毒。全方清热燥湿，调畅气机的作用。

[原文]

（44）下利后更烦，按之心下濡者，为虚烦也，栀子豉汤主之。

栀 子 豉 汤

栀子十四枚　香豉四合，绵裹

上二味，以水四升，先煮栀子，得二升半，内豉，煮取一升半，去滓，分二服，温进一服，得吐则止。

[注释]

①濡（ruǎn，音同软）：即柔软的意思，与结胸的腹部硬满相对。

[白话解]

得了腹泻后，心烦更加严重，触诊胃脘部柔软的患者，这是属于虚烦，应该用栀子豉汤来治疗。（方略）

将栀子、香豉这两味药，用四升水，先煮栀子，煎煮到还剩下两升的时候，再放入香豉，煎煮到还剩下一升半的时候，滤掉药渣，分两次服用，温温的服下第一次药后就出现了呕吐的现象，剩下的药就可以不用吃了。

[方解]

栀子豉汤，方中栀子清热除烦，淡豆豉宣透胸中郁热。全方具有清透邪热，解虚烦的作用。

[原文]

（45）下利清谷，里寒外热，汗出而厥者，通脉四逆汤主之。

通脉四逆汤方

附子大者一枚，生用　干姜三两，强人可四两　甘草二两，炙

上三味，以水三升，煮取一斤二合，去滓，分温再服。

[白话解]

腹泻夹杂着未完全消化的食物，这是里寒外热的表现，出汗

同时伴有手足冰冷的患者，应该用通脉四逆汤来治疗。（方略）

将附子、干姜、甘草这三味药，用三升水，煎煮到还剩下一升二合的时候，去掉药渣，分两次温服。

[方解]

通脉四逆汤，方中附子温肾回阳，干姜温痼散寒，甘草调中补虚。全方具有温补脾肾，回阳散寒的作用。

[原文]

（46）下利肺痛①，紫参汤主之。

紫 参 汤 方

紫参半斤　甘草三两

上二味，以水五升，先煮紫参，取二升，内甘草，煮取一升半，分温三服。_{疑非仲景方}

[注释]

①肺痛：多数医家认为应该是肺痈，亦有认为是腹痛的。

[白话解]

得了腹泻，同时肺部有痈脓的患者，应该用紫参汤来治疗。（方略）

将紫参、甘草这二味药，用五升水，先煮紫参，煎煮到还剩下二升的时候，再放入甘草，煎煮到还剩下一升半的时候，分三次温服。_{林亿等认为此方不是出自仲景}

[方解]

紫参汤，方中紫参具有祛湿解毒止痢之效，甘草调和药性。全方具有清热祛湿解毒，安中止利的作用。

[原文]

（47）气利^①，诃黎勒^②散主之。

诃黎勒散方

诃黎勒十枚，煨

上一味，为散，粥饮和，顿服。<small>疑非仲景方。</small>

[注释]

①气利：下利滑脱，大便随矢气而出。

②诃黎勒：即诃子。

[白话解]

下利滑脱，大便随矢气而出的患者，应该用诃黎勒散来治疗。（方略）

将诃黎勒煨制后，打成散剂，用米汤调匀，一次服完。<small>林亿等认为此方并非出自仲景。</small>

[方解]

诃黎勒散是用来治疗虚寒气利的方剂。方中诃子温肠固涩止脱的作用，主要用于虚寒肠滑，下利不止之证；用粥饮，可起到益气健脾的作用。

[附方]

《千金翼》小承气汤：治大便不通，哕，数谵语。<small>方见上</small>

[白话解]

《千金翼》小承气汤：可以用来治疗大便不通，呃逆，经常谵语。<small>小承气汤方见于本篇前面的内容中</small>

《外台》黄芩汤：治干呕下利。

黄芩_{三两}　人参_{三两}　干姜_{三两}　桂枝_{一两}　大枣_{十二枚}　半夏_{半升}

上六味，以水七升，煮取三升，温分三服。

[白话解]

《外台》黄芩汤：可以用来治疗干呕，腹泻。（方略）

将黄芩、人参、干姜、桂枝、大枣、半夏这六味药，用水七升，煎煮到还剩下三升的时候，分三次温服。

疮痈肠痈浸淫病脉证并治第十八

论一首　脉证三条　方五首

[提要]

本篇论述了痈肿、肠痈、金疮、浸淫疮四种疾病的辨证治疗和预后。

疮，即金疮，指金刃所伤；痈，即痈肿，指发生于体表的外痈；肠痈，指发生于肠腑的内痈；浸淫疮，是一种皮肤病。因所论述的疾病均属外科疾患，故合为一篇论述。

[原文]

（1）诸浮数脉，应当发热，而反洒淅恶寒，若有痛处，当发其痈。

[白话解]

凡是脉象浮数的患者，应该有发热的症状，反而有些怕冷，如果身体某些部位出现疼痛的患者，应该考虑有痈肿的发生。

[原文]

（2）师曰：诸痈肿，欲知有脓无脓，以手掩肿上，热者为有脓，不热者为无脓。

[白话解]

老师说：凡是痈肿，想要知道是否已经化脓了，可以把手按在痈肿上（感受皮肤的温度），如果痈肿处的皮肤温度较高，就是已经化脓了，皮肤温度不高就是没有化脓。

[原文]

（3）肠痈之为病，其身甲错，腹皮急，按之濡，如肿状，腹无积聚，身无热，脉数，此为腹内有痈脓，薏苡附子败酱散主之。

薏苡附子败酱散方

薏苡六十分　附子二分　败酱五分

上三味，杵为末，取方寸匕，以水二升，煎减半，顿服。小便当下。

[白话解]

肠痈的典型表现有，皮肤粗糙如同鳞片交错，腹部皮肤绷紧，触按里面是柔软的，就好像腹部有水肿的样子，但是腹中并没有摸到硬块，身体不发热，脉数，这是肠腹有痈脓的表现，应该用薏苡附子败酱散来治疗。（方略）

将薏苡仁、附子、败酱草这三味药，捣为细末，取一方寸匕，用二升水，煎煮到还剩下到一半的时候，一次服完。服药之后，小便应该通畅。

[方解]

薏苡附子败酱散，方中薏仁清热解毒，开壅利肠；附子温阳扶正，托毒外出；败酱草助薏仁清热解毒消痈。全方具有清热解毒，排毒消痈，祛瘀止痛的作用。

[原文]

（4）肠痈者，少腹肿痞，按之即痛如淋，小便自调，时时发热，自汗出，复恶寒。其脉迟紧者，脓未成，可下之，当有血。脉洪数者，脓已成，不可下也。大黄牡丹汤主之。

大黄牡丹汤方

大黄四两　牡丹一两　桃仁五十个　瓜子半升　芒硝三合

上五味，以水六升，煮取一升，去滓，内芒硝，再煎沸，顿服之，有脓当下；如无脓，当下血。

[白话解]

肠痈这种病，小腹肿胀痞满，按压就疼痛得像得了淋病一样，但小便正常，时常发热，自汗，怕冷。脉象迟紧的患者，说明肠痈还没有化脓，可以使用攻下的方法治疗，大便当有血排出。应该用大黄牡丹汤来治疗。脉象洪数的患者，说明肠痈已经化脓了，不可以使用攻下的方法。（方略）

将大黄、牡丹、桃仁、冬瓜子、芒硝这五味药，用水六升，煎煮到还剩下一升的时候，去掉药渣，再放入芒硝，把水再煮开就可以了，一次服完，服药后应该有脓液随大便排出；如果没有脓液排出，就会便血。

[方解]

大黄牡丹汤，方中大黄、芒硝通腑泄热，给热邪以出路；牡丹皮、桃仁清热凉血逐瘀；冬瓜子化浊利湿，排毒消痈。全方具有清热解毒，凉血消痈的作用。

[原文]

（5）问曰：寸口脉浮微而涩，然当亡血，若汗出，设不汗者云何？答曰：若身有疮，被刀斧所伤，亡血故也。

提问：寸口脉象浮微而且涩，应该是大出血或汗出过多的表现，如果没有大汗出，那是什么原因呢？回答说：如果身体有金疮，这是刀斧所伤，大出血导致的。

[原文]

（6）病金疮，王不留行散主之。

王不留行散方

王不留行十分，八月八日采　蒴藋①细叶十分，七月七日采　桑东南根白皮十分，三月三日采　甘草十八分　川椒三分，除目及闭口②者，去汗③　黄芩二分　干姜二分　芍药二分　厚朴二分

上九味，桑根皮以上三味，烧灰存性④，勿令灰过，各别杵筛，合治之为散，服方寸匕。小疮即粉之，大疮但服之，产后亦可服。如风寒，桑东根勿取之。前三物皆阴干百日。

[注释]

①蒴藋：（shuò zhuò，音同朔卓调四声）又名陆英，有行血通经、消瘀化凝之功。

②除目及闭口：目，即川椒仁。闭口，即未成熟的尚未开口的川椒。除目及闭口，即除去种仁及尚未成熟的川椒。

③去汗：中药的一种炮制方法，即除去药材中的水分。此处是指将川椒炒去水分。

④烧灰存性：中药的一种炮制方法，把药物放入密封容器内，再用火烧，直到药物成灰，这样只保留药性。

[白话解]

得了金疮的患者，应该用王不留行散来治疗。（方略）

王不留行、蒴藋细叶、桑东南根白皮、甘草、川椒、黄芩、干姜、芍药、厚朴这九味药，将王不留行、蒴藋细叶、桑东南根白皮三味药烧灰存性，不要烧得太过（防止药效全部消失），将所有药物分别捣碎筛成细末，混合后制成散剂，服用一方寸匕。小的创口用药粉敷患处就可以，创面较大的需要内服，生完孩子后的妇女也可以服用。如果患者感受风寒，不能使用桑东南根白皮。前三味药都要阴干一段时间之后才能使用。

[方解]

王不留行散，方中王不留行，止血祛瘀，主治金疮；蒴藋细叶续筋脉，疗折伤，活血散瘀；桑东南根白皮具有补益气血的功效；此三味药烧灰存性，可入血止血；黄芩、芍药清热凉血和阴；干姜、川椒温里行气；厚朴行气导滞；此三味药有助行血化瘀；甘草解毒生肌。全方具有消瘀止血，镇痛续筋脉的作用。

[原文]

排 脓 散 方

枳实十六枚　芍药六分　桔梗二分

上三味，杵为散，取鸡子黄一枚，以药散与鸡黄相等，揉和令相得，饮和服之，日一服。

[白话解]

排脓散方（方略）

将枳实、芍药、桔梗这三味药，捣为散剂，取一个鸡蛋黄，用和鸡蛋黄等量的药粉，揉搓混合均匀调和在水里服用，每日一次。

[方解]

排脓散，方中重用枳实行气散结，祛痰导滞；桔梗开宣肺气，利气排脓，二者升降结合，具有开滞散结的功效；芍药养血活血；鸡子黄补益正气，有助于托毒外出。全方具有行气活血，驱邪扶正的作用。

[原文]

排 脓 汤 方

甘草二两　桔梗三两　生姜一两　大枣十枚

上四味，以水三升，煮取一升，温服五合，日再服。

[白话解]

排脓汤方（方略）

将甘草、桔梗、生姜、大枣这四味药，用三升水，煎煮到还剩下一升的时候，温服五合，每日两次。

[方解]

排脓汤，方中甘草、桔梗清热解毒，消痈；生姜、大枣具有补脾和中，调和营卫，扶助正气的作用。全方具有排脓解毒，降逆和胃，调和营卫的作用。

[原文]

（7）浸淫疮①，从口②流向四肢者可治；从四肢流入口者不可治。

[注释]

①浸淫疮：一种皮肤病，多为较顽固的小粟粒样疮疹，初起时范围较小，先痒后痛，分泌黄色液体，浸渍肌肤，逐渐蔓延遍及全身。多为湿热浸淫所致。

②口：此处指心窝等部位。

[白话解]

浸淫疮，由心窝部向四肢发展的，可以治愈，预后良好；从四肢向心窝处发展的，病情严重，很难治愈。

[原文]

（8）浸淫疮，黄连粉主之。_{方未见}

[白话解]

浸淫疮，应该用黄连粉来治疗。_{黄连粉方未流传下来}

趺蹶手指臂肿转筋阴狐疝蛔虫病脉证治第十九

论一首　脉证一条　方四首

[提要]

本篇探讨了趺蹶、手指臂肿、转筋、阴狐疝气、蛔虫等病的辨证与治疗。

趺蹶，是指因足太阳经受伤，足背强直，足跟不能着地，尚可前行，但不能后退的病证。

手指臂肿是一种手指及臂部肿胀、震颤，或身体某一部分肌肉微微跳动的病证。

转筋，即筋脉拘挛疼痛。

阴狐疝气，是指一侧阴囊或腹股沟部出现发作性包块突起的病证。

蛔虫病主要指蛔虫性腹痛。

由于此五种疾病不易归类，因此归为一篇在杂病之后进行论述。

[原文]

（1）师曰：病趺蹶，其人但能前，不能却，刺腨入二寸，此太阳经伤也。

腨：(chuài，音同踹：又称"腓"，是小腿肚的意思)。

[白话解]

老师说：得了跌蹶，患者只能向前走，不能往后退，这是足太阳经受伤的缘故，可以在小腿肚部位取穴针刺治疗。

[原文]

（2）患者常以手指臂肿动^①，此人身体瞤瞤者，藜芦甘草汤主之。

藜芦甘草汤_{方未见}

[注释]

①动（tòng，音同痛）：即疼痛的意思。

[白话解]

患者常有手指和臂部肿痛的现象，身体筋肉跳动的，应该用藜芦甘草汤来治疗。

藜芦甘草汤方_{未流传下来}

[原文]

（3）转筋之为病，其人臂脚直，脉上下行，微弦。转筋入腹者，鸡屎白散主之。

鸡屎白散方

鸡屎白

上一味，为散，取方寸匕，以水六合，和，温服。

[白话解]

转筋的典型表现有，患者上臂和下肢强直，脉象直而有力，可见微弦之象。转筋牵引到腹部的患者，应该用鸡屎白散来治疗。（方略）

将鸡屎白这一味药，制成散剂，取一方寸匕，加六合水，混合均匀温服。

[方解]

鸡屎白性寒下气，具有清热除湿，下气消积的作用。

[原文]

（4）阴狐疝气者，偏有小大，时时上下，蜘蛛散主之。

蜘蛛散方

蜘蛛十四枚，熬焦　桂枝半两

上二味，为散，取八分一匕，饮和服，日再服。蜜丸亦可。

[白话解]

得了阴狐疝，阴囊一边小，一边大，时上时下（像银狐那样出没不定）的患者，应该用蜘蛛散来治疗。（方略）

将蜘蛛、桂枝这二味药，制成散剂，取八分为一匕，与水混合后服用，白天服用两次。也可以制作成蜜丸服用。

[方解]

蜘蛛散，方中蜘蛛性微寒有小毒，熬焦寒毒得减，善于破结利气；桂枝具有温通血脉的作用。全方具有温通行气，散寒破结的作用。

[原文]

(5) 问曰：病腹痛有虫，其脉何以别之？师曰：腹中痛，其脉当沉，若弦，反洪大，故有蛔虫。

[白话解]

提问：如何从脉象来区分腹痛是不是由蛔虫导致的？老师说：腹痛，脉象应沉而弦，如果出现洪大之象，说明是蛔虫导致的腹痛。

[原文]

(6) 蛔虫之为病，令人吐涎，心痛，发作有时，毒药不止，甘草粉蜜汤主之。

甘草粉蜜汤方

甘草二两　粉一两　蜜四两

上三味，以水三升，先煮甘草，取二升，去滓，内粉、蜜，搅令和，煎如薄粥，温服一升，差即止。

[白话解]

蛔虫病的典型症状有，呕吐涎沫，上腹部时有发作性疼痛，用药性峻猛的药物治疗，疼痛也不能缓解的患者，应该用甘草粉蜜汤来治疗。（方略）

将甘草、粉、蜜这三味药，用三升水，先煮甘草，煎煮到还剩下二升的时候，去掉药渣，再放入粉和蜜，搅拌均匀，然后煮成稀粥状，温服一升，疾病痊愈后就可以停止服药了。

[方解]

甘草粉蜜汤，方中的甘草、粉、蜜三味药物均有温中、补益脾胃的作用，且三味药皆味甘，可缓急止痛。全方具有安蛔，扶助正气的作用。

[原文]

（7）蛔厥者，当吐蛔，令病者静而复时烦，此为脏寒，蛔上入膈，故烦，须臾复止，得食而呕，又烦者，蛔闻食臭出，其人当自吐蛔。蛔厥者，乌梅丸主之。

乌 梅 丸 方

乌梅三百枚　细辛六两　干姜十两　黄连一斤　当归四两　附子六两，炮　川椒四两，去汗　桂枝六两　人参六两　黄柏六两

上十味，异捣筛，合治之，以苦酒渍乌梅一宿，去核，蒸之五升米下，饭熟捣成泥，和药令相得，内臼中，与蜜杵二千下，丸如梧子大，先食饮服十丸，日三服，稍加至二十丸。禁生冷滑臭等食。

[白话解]

得了蛔厥，患者应当吐蛔虫，让患者安静下来，而后又出现时时烦躁的，这叫脏寒。蛔虫由于内脏寒冷而上窜入膈，因此心中发烦，不久就又停止了，进食之后呕吐，又出现心烦，这是蛔虫闻到了食物的味道而上窜的缘故，患者应当吐蛔虫。这种蛔厥，应该用乌梅丸来治疗。(方略)

将乌梅、细辛、干姜、黄连、当归、附子，炮川椒、桂枝、人参、黄柏这十味药，除了乌梅，其余药物分别捣细筛末，然后混在一起，用米醋浸泡乌梅一宿，去掉核，放入五升米中蒸，米蒸熟后，把米和乌梅捣成泥，与药粉和匀，放入药臼内，加入蜂

蜜，用棒槌捣二千下，然后制成像梧桐子大小的药丸，在吃饭前，用水送服十丸，每日三次，以后可以渐渐增加到每次二十丸。服药期间禁止吃生冷的、黏滑的、味道重的食物。

[方解]

乌梅丸，方中乌梅为主药，安蛔止痛；黄连、黄柏清热安蛔；川椒、细辛、干姜、附子、桂枝温阳散寒，安蛔止痛；人参、当归、蜜补气行血，扶助正气。全方具有温脏安蛔的作用。

妇人妊娠病脉证并治第二十

证三条　方八首

[提要]

本篇主要讨论妊娠过程中常见疾病的辨证和治疗。其内容主要包括妊娠的诊断，妊娠与癥病的鉴别，妊娠恶阻、妊娠下血、妊娠腹痛、妊娠小便难、妊娠水气及妊娠养胎等。

[原文]

（1）师曰：妇人得平脉①，阴脉小弱②，其人渴，不能食，无寒热，名妊娠，桂枝汤主之方见利中。于法六十日当有此证，设有医治逆者，却一月，加吐下者，则绝之。

[注释]

①平脉：平和无病之脉。

②阴脉小弱：尺脉为阴脉。小，有稍微的意思。阴脉小弱，指尺脉稍显弱象。

[白话解]

老师说：妇人的脉象平和无病，尺脉稍有弱象，患者口渴，不能吃东西，没有发热怕冷的症状，这就是妊娠。应该用桂枝汤来进行调理桂枝汤方见于呕吐哕下利病篇中。按照常规妊娠六十天左右才会出现这些症状，假如有医生治疗不当，过了一个月又出现呕吐、腹泻症状，就应该停止用药。

[原文]

（2）妇人宿有癥^①病，经断未及三月，而得漏下不止，胎动在脐上者，为癥痼害^②。妊娠六月动者，前三月经水利时，胎也。下血者，后断三月衃^③也。所以血不止者，其癥不去故也，当下其癥，桂枝茯苓丸主之。

桂枝茯苓丸方

桂枝　茯苓　牡丹去心　桃仁去皮尖，熬　芍药各等分

上五味，末之，炼蜜和丸，如兔屎大，每日食前服一丸。不知，加至三丸。

[注释]

①癥：即"积"，指腹内有形结块，固定不移，痛有定处，病属血分。

②癥痼害：指癥病痼疾危害所致。

③衃（pēi，音同胚）：指颜色偏暗的瘀血。

[白话解]

原来体内就有癥病的妇人，停经不到三个月，而后出现漏血不止的现象，同时感到脐上有"胎动"的，这是癥病所导致的。如果妊娠六个月时有胎动的，而妊娠前三个月月经正常，这是怀孕所导致的。现停经三个月，而又出现漏下偏暗的瘀血，这是癥病而不是妊娠。之所以会漏血不止的原因，是癥病没有祛除的缘故，应该用攻下的方法祛除癥病，应该用桂枝茯苓丸来治疗。（方略）

将桂枝、茯苓、牡丹、桃仁、芍药这五味药，打成粉末，炼蜜和成像兔子屎大小的药丸，每日吃饭前服一丸。服药后没有起

效的感觉，可以加到三丸。

[方解]

桂枝茯苓丸，方中桂枝温通经脉；丹皮、桃仁活血化瘀消癥；茯苓有通利之功，从而达到调畅血脉之效；炼蜜和丸，调和药性，达到缓消癥块的目的，顾护人体正气。全方具有祛瘀消癥的作用，后世称之为化瘀小剂。

[原文]

（3）妇人怀娠六七月，脉弦发热，其胎愈胀，腹痛恶寒者，少腹如扇①，所以然者，子脏②开故也，当以附子汤温其脏。方未见

[注释]

①少腹如扇：形容小腹怕冷的感觉，就像有冷风吹过一样。

②子脏：指子宫。

[白话解]

妇人怀孕六七个月，脉弦，身体发热，腹部显得更加胀满，腹痛怕冷的患者，小腹就像有冷风吹过一样，之所以会这样，是子宫口开（一种形象的说法，子宫口开则寒邪得以进入子宫，所以胞宫有寒冷的感觉）的缘故，应当用附子汤温暖胞宫。附子汤方没有流传下来

[原文]

（4）师曰：妇人有漏下者，有半产①后因续下血都不绝者，有妊娠下血者，假令妊娠腹中痛，为胞阻②，胶艾汤主之。

256

芎归胶艾汤方

一方加干姜一两。胡洽治妇人胞动，无干姜。

川芎　阿胶　甘草各二两　艾叶　当归各三两　芍药四两
干地黄四两

上七味，以水五升，清酒三升，合煮取三升，去滓，内胶，令消尽，温服一升，日三服。不差，更作。

[注释]

①半产：即小产，指妊娠 3 个月以上，7 个月以内胎儿的自然殒堕。

②胞阻：由于妊娠妇女气血不和，而导致的胎儿发育受到影响。

[白话解]

老师说：妇人有经水淋漓不止的，有小产后继续出血不止的，有妊娠漏血的，假如妊娠伴有腹痛，这是胞阻，应该用胶艾汤来治疗。（方略）

将川芎、阿胶、甘草、艾叶、当归、芍药、干地黄这七味药，用五升水、三升清酒，混合在一起煎煮到还剩下三升的时候，去掉药渣，再加入阿胶，等到阿胶全部融化后，温服一升，每日三次。如果疾病没有痊愈，继续服用。

[方解]

芎归胶艾汤是由四物汤加阿胶、艾叶、甘草组成的。方中四物汤——芎、归、地、芍活血养血；阿胶、艾叶滋养胞宫；甘草调和阴阳，通调血脉。全方具有温养胞宫，顾护血脉的作用。一般出血、血虚的病证，亦可酌情使用。

[原文]

（5）妇人怀娠，腹中疠痛①，当归芍药散主之。

当归芍药散方

当归三两　芍药一斤　茯苓四两　白术四两　泽泻半斤

川芎半斤—作三两

上六味，杵为散，取方寸匕，酒和，日三服。

[注释]

①疠痛：疠（jiǎo，音同绞）指腹中急痛、绞痛；疠又可读为 xiū，音同羞，指绵绵作痛。

[白话解]

妇人怀孕，腹中急痛（或绵绵作痛）的，应该用当归芍药散来治疗。（方略）

将当归、芍药、茯苓、白术、泽泻、川芎这六味药，捣成散剂，取一方寸匕，用酒调和均匀，每日三次。

[方解]

当归芍药散，方中重用芍药养血柔肝，缓急止痛；当归、川芎为辅，养血活血；茯苓、白术健脾除湿；重用泽泻渗湿利下。茯苓、白术、泽泻三药达到利水以畅血脉的功效。全方具有开郁结，利血脉，养肝血，渗水湿的作用。

[原文]

（6）妊娠呕吐不止，干姜人参半夏丸主之。

干姜人参半夏丸方

干姜一两　人参一两　半夏二两

上三味，末之，以生姜汁糊为丸，如梧子大，饮服十丸，日三服。

［白话解］

妊娠呕吐严重的患者，应该用干姜人参半夏丸来治疗。（方略）

将干姜、人参、半夏这三味药，打成粉末，用生姜汁将药末调和成像梧桐子大小的丸药，用水送服十丸，每日三次。

［方解］

干姜人参半夏丸，方中人参、干姜益气温中，半夏、姜汁降逆止呕。全方具有温中散寒，化饮降逆的作用。

［原文］

（7）妊娠小便难，饮食如故，当归贝母苦参丸主之。

当归贝母苦参丸方

男子加滑石半两。

当归　贝母　苦参各四两

上三味，末之，炼蜜丸如小豆大，饮服三丸，加至十丸。

［白话解］

妊娠，小便不通畅，饮食正常的患者，应该用当归贝母苦参丸来治疗。（方略）

将当归、贝母、苦参这三味药，打成粉末，炼蜜制成像小豆大小的药丸，用水送服三丸，之后逐渐增加到十丸。

［方解］

当归贝母苦参丸，方中当归养血解郁，贝母开郁散结，苦参清利湿热，白蜜润燥。全方具有养血润燥，清利湿热的作用。

［原文］

（8）妊娠有水气①，身重，小便不利，洒淅恶寒，起即头眩，葵子茯苓散主之。

葵子茯苓散方

葵子一斤　茯苓三两

上二味，杵为散，饮服方寸匕，日三服，小便利则愈。

［注释］

①水气：即水肿。

［白话解］

妊娠伴有浮肿，身体沉重，小便不利，自觉有些怕冷，站起来时头晕的患者，应该用葵子茯苓散来治疗。（方略）

将冬葵子、茯苓这二味药，捣成散剂，用水送服一方寸匕，每日三次，小便通利，疾病就痊愈了。

［方解］

葵子茯苓散，方中冬葵子具有通利水道，利小便的作用；茯苓健脾利水。全方具有健脾利水消肿的作用。

［原文］

（9）妇人妊娠，宜常服当归散主之。

当归散方

当归　黄芩　芍药　川芎各一斤　白术半斤

上五味，杵为散，酒饮服方寸匕，日再服。妊娠常服即易产，胎无疾苦，产后百病悉主之。

［白话解］

妇人妊娠期间，可以经常服用当归散进行调理。（方略）

将当归、黄芩、芍药、川芎、白术这五味药，捣成散剂，用米酒送服一方寸匕，每日两次。妊娠期间经常服用此方，有助于顺利生产，胎儿没有疾病，产后各种疾病也可以用此方进行调理治疗。

[方解]

当归散，方中当归、芍药养血敛阴；川芎行血活血，行血中之气；白术健脾除湿安胎；黄芩清热安胎。全方具有养血活血安胎的作用。

[原文]

（10）妊娠养胎，白术散主之。

白术散方

见《外台》

白术四分　川芎四分　蜀椒三分，去汗　牡蛎二分

上四味，杵为散，酒服一钱匕，日三服，夜一服。但苦痛，加芍药；心下毒痛，倍加川芎；心烦吐痛，不能食饮，加细辛一两，半夏大者二十枚。服之后，更以醋浆水服之。若呕，以醋浆水服之；复不解者，小麦汁服之；已后渴者，大麦粥服之。病虽愈，服之勿置。

[白话解]

妊娠滋养胎儿（使胎儿不会胎动不安），应该用白术散来治疗。（方略）

将白术、川芎、蜀椒、牡蛎这四味药物，捣成散剂，用酒送服一钱匕，白天服三次，晚上服一次。仅仅是腹痛严重的，加芍药；如果心下胃脘部疼痛非常剧烈的，川芎用量加倍；心烦、呕吐、腹痛，不能吃饭的，加一两细辛，二十枚大半夏。服药之后，还要换成用酸浆水送服。如果服药后呕吐，用酸浆水送服；如果呕吐不能缓解，就喝小麦汁；呕吐缓解之后口渴的，可以喝

大麦粥。疾病痊愈后，还要继续服药。

[方解]

白术散，方中白术健脾和胃安胎，川芎行气活血安胎，蜀椒散寒温里安胎，牡蛎燥湿固胎。全方具有健脾和胃，行气，温里安胎的作用。

[原文]

（11）妇人伤胎，怀身腹满，不得小便，从腰以下重，如有水气状，怀身七月，太阴当养不养，此心气实，当刺泻劳宫及关元。小便微利则愈。见《玉函》

[白话解]

妇人怀孕，胎象不稳，腹部胀满，小便不通，腰以下沉重，好像有水气病的样子，怀孕七个月的时候，应该由手太阴肺经养胎（古人逐月养胎的思想，每个月有一支经脉主要滋养胎儿。）而不能养胎，这是心火盛的缘故，应当用泻法针刺劳宫穴和关元穴。小便渐渐通利疾病就痊愈了。见于《金匮玉函经》中

妇人产后病脉证治第二十一

论一首　证六条　方七首

[提要]

本篇论述了妇人产后常见病的辨证和治疗。主要包括产后三病：痉病、郁冒、大便难，以及产后腹痛，产后中风，产后下利，产后烦热呕逆等疾病。

[原文]

（1）问曰：新产妇人有三病，一者病痉，二者病郁冒，三者大便难，何谓也？师曰：新产血虚，多出汗，喜中风，故令病痉；亡血复汗，寒多，故令郁冒；亡津液，胃燥，故大便难。

[白话解]

提问：刚生产完的妇人常患三种疾病：一是痉病；二是郁冒；三是大便难，这是什么情况呢？老师回答说：妇人刚刚生产之后因血虚，汗出较多，容易感受风邪（邪阻筋脉，化燥伤津以致筋脉拘急），从而导致痉病；失血严重，又加上汗多亡阳，容易感受寒邪（以致阳气被遏不能伸展外达，逆而上冲），从而导致郁冒；产后津液大伤，胃肠失于濡润，从而导致大便难。

[原文]

（2）产妇郁冒，其脉微弱，不能食，大便反坚，但头汗出，所以然者，血虚而厥[1]，厥而必冒。冒家欲解，必大汗出。以血虚下厥，孤阳上出，故头汗出。所以产妇喜汗出者，亡阴血虚，阳气独盛，敢当汗出，阴阳乃复。大便坚，呕不能食，小柴胡汤主之。方见呕吐中

[注释]

①厥：此处指气上逆。

[白话解]

妇人产后郁冒，脉象微弱，不能吃东西，大便反而坚硬，只有头部有汗出，之所以会这样，是因为血虚导致了气上逆，气上逆就会导致头昏眼花。头昏眼花将要好转时，全身一定会微微汗出。因为血虚，阴气下脱，虚阳上浮，因此头部出汗。产妇之所以经常出汗的原因是，大量失血，阴液损耗，阳气独盛，所以应当全身出汗，阴阳才能调和平衡。大便坚硬，呕吐不能吃东西，应该用小柴胡汤来治疗。小柴胡汤方见于呕吐哕下利病篇中

[原文]

（3）病解能食，七八日更发热者，此为胃实，大承气汤主之。方见痉病中

[白话解]

服用小柴胡汤后，郁冒已经痊愈，可以吃东西了，七八天之后又出现全身发热症状的患者，这是（邪气未尽，与胃气相结而导致的）胃热盛，应该用大承气汤来治疗。大承气汤方见于痉湿暍病篇中

（4）产后腹中疠痛，当归生姜羊肉汤主之；并治腹中寒疝，虚劳不足。

当归生姜羊肉汤方

见寒疝中

[白话解]

妇人产后腹中疼痛剧烈（或绵绵作痛），应该用当归生姜羊肉汤来治疗；此方也可以治疗寒疝，正气不足的虚劳之证。

当归生姜羊肉汤方 见于腹满寒疝宿食病篇中

[原文]

（5）产后腹痛，烦满不得卧，枳实芍药散主之。

枳实芍药散方

枳实烧令黑，勿太过　芍药等分

上二味，杵为散，服方寸匕，日三服，并主痈脓，以麦粥下之。

[白话解]

妇人产后腹痛，心烦，胸闷，不能平卧的患者，应该用枳实芍药散来治疗。（方略）

将枳实、芍药这二味药，捣成散剂，服一方寸匕，每日三次，还可以用来治疗痈脓，用大麦粥送服。

[方解]

枳实芍药散，方中芍药活血，通血滞；枳实行气，通气滞；二药合用可以达到调和气血的作用；大麦具有和肝气，调心脾，补益的作用，用大麦粥服送枳实芍药散可以用来治疗痈脓。全方具有行气散结，和血止痛的作用。

[原文]

(6) 师曰：产妇腹痛，法当以枳实芍药散，假令不愈者，此为腹中有干血着脐下，宜下瘀血汤主之；亦主经水不利。

下瘀血汤方

大黄二两　桃仁二十枚　蟅虫二十枚，熬，去足

上三味，末之，炼蜜和为四丸，以酒一升，煎一丸，取八合，顿服之。新血下如豚肝。

[白话解]

老师说：妇人产后腹中疼痛，按常理应该用枳实芍药散来治疗，如果服用了枳实芍药散疾病没有痊愈的，这是由于有干血凝结在脐下胞宫，可以尝试用下瘀血汤来治疗；此方也可以用来治疗月经不调。(方略)

将大黄、桃仁、蟅虫这三味药，打成粉末，炼蜜和成四丸，用一升酒，煎煮一丸，剩下八合的时候，一次服完。服药后有恶露重新排下，像猪肝一样的颜色。

[方解]

下瘀血汤，方中大黄荡逐瘀血，桃仁润燥活血化瘀，蟅虫破结逐瘀，三药合用攻血之力峻猛，因此炼蜜为丸缓和药性；用酒煎，可引药入血，以行药势，直达病所。全方具有破血逐瘀的作用。原方要求一次将药全部喝完，意在使其一鼓作气，祛邪务尽。其药物发挥功效的标志是之前恶露不下，服药后体内有色如

猪肝的恶露排出。

[原文]

（7）产后七八日，无太阳证，少腹坚痛，此恶露^①不尽。不大便，烦躁发热，切脉微实，再倍发热，日晡时烦躁者，不食，食则谵语，至夜即愈，宜大承气汤主之。热在里，结在膀胱也。方见痉病中

[注释]

①恶露：指产后阴道流出的瘀血浊液。

[白话解]

妇人女生产七八天之后，没有太阳表证，少腹坚硬疼痛，这是胞宫中恶露没有排尽的表现。不大便，烦躁，全身发热，如果脉象微有实象，下午3-5点烦躁发热会更严重的患者，不能进食，进食之后就会谵语，到晚上就会好转，可以尝试用大承气汤来治疗。这是里有热，瘀血结在下焦的缘故。大承气汤方见于痉湿暍病篇中

[原文]

（8）产后风，续之数十日不解，头微痛，恶寒，时时有热，心下闷，干呕汗出，虽久，阳旦证续在耳，可与阳旦汤。即桂枝汤，方见下利中

[白话解]

妇人产后感受风邪，持续几十天都没有痊愈，头微痛，怕冷，全身常常发热，心下胃脘满闷不适，干呕，出汗，这种状况虽然持续了很长时间，但是阳旦汤证的症状还在，可以用阳旦汤

来治疗。阳旦汤就是桂枝汤，桂枝汤方见于呕吐哕下利病篇中。

[原文]

（9）产后中风，发热，面正赤，喘而头痛，竹叶汤主之。

竹叶汤方

竹叶一把　葛根三两　防风　桔梗　桂枝　人参　甘草各一两　附子一枚，炮　大枣十五枚　生姜五两

上十味，以水一斗，煮取二升半，分温三服，温覆使汗出。颈项强，用大附子一枚，破之如豆大，煎药扬去沫。呕者，加半夏半升洗。

[白话解]

妇人产后，感受风邪，全身发热，面色发红，气喘而头痛的，应该用竹叶汤来治疗。（方略）

将竹叶、葛根、防风、桔梗、桂枝、人参、甘草、附子、大枣、生姜这十味药，用一斗水，煎煮到还剩下二升半的时候，分三次温服，盖上被子以帮助发汗。脖子僵硬的，用一枚大附子，切开成黄豆大小，煎药时去掉浮沫。如果呕吐的患者，加半升半夏，洗净。

[方解]

竹叶汤，方中竹叶甘淡轻清，清热除烦生津为君药；辅以葛根、防风、荆芥、桂枝疏风解表；人参、附子温阳益气；甘草、生姜、大枣调和营卫。全方具有扶正祛邪，解表温里，表里兼顾的作用。

（10）妇人乳中虚，烦乱呕逆，安中益气，竹皮大丸主之。

竹皮大丸方

生竹茹二分　　石膏二分　　桂枝一分　　甘草七分　　白薇一分

上五味，末之，枣肉和丸弹子大，以饮服一丸，日三夜二服。有热者，倍白薇；烦喘者，加柏实一分。

[注释]

①乳中虚：指妇女在哺乳期间正气虚弱。

[白话解]

妇人在哺乳期间正气虚弱，心中烦乱，呕吐呃逆，应该安中益气，用竹皮大丸来治疗。（方略）

将生竹茹、石膏、桂枝、甘草、白薇这五味药，打成粉末，用枣肉和成像弹丸大小的药丸，用水送服一丸，白天服三丸，晚上服二丸。（虚热较重而）发热的患者，白薇用量加倍；心烦气喘的患者，加一份柏子仁。

[方解]

竹皮大丸，方中竹茹清虚热止呕；石膏清胃热，除烦止呕；白薇清阴中虚热，这三味药共用，可清胃中、心中、阴中之邪热；桂枝具有降逆止呕的功效，同时与甘草、大枣合用起到了扶中健脾的功效。全方具有清热降逆，安中益气的作用。

[原文]

（11）产后下利虚极，白头翁加甘草阿胶汤主之。

白头翁加甘草阿胶汤方

白头翁 甘草 阿胶各二两 秦皮 黄连 柏皮各三两

上六味，以水七升，煮取二升半，内胶令消尽，分温三服。

[白话解]

妇人产后，腹泻，正气极虚的患者，应该用白头翁加甘草阿胶汤来治疗。(方略)

将白头翁、甘草、阿胶、秦皮、黄连、柏皮这六味药，用七升水，煎煮到还剩下二升半的时候，再加入阿胶使其全部融化，分三次温服。

[方解]

白头翁加甘草阿胶汤，由白头翁汤加甘草、阿胶组成。白头翁、秦皮、黄连、黄柏组成的白头翁汤具有清热解毒，凉血止痢的作用；阿胶养血益阴；甘草补虚和中。全方具有清热利湿，解毒止痢，养血益气的作用。

[附方]

《千金》三物黄芩汤：治妇人在草蓐，自发露得风，四肢苦烦热，头痛者，与小柴胡汤；头不痛但烦者，此汤主之。

黄芩一两 苦参二两 干地黄四两

上三味，以水八升，煮取二升，温服一升，多吐下虫。

[白话解]

《千金》三物黄芩汤：可以用来治疗妇人产后在月子里揭开衣被不小心感受风邪而致的病证。如果四肢发热严重，头痛的患者，可以用小柴胡汤来治疗；如果头不痛，只是心烦的患者，应

该用《千金》三物黄芩汤治疗。（方略）

将黄芩、苦参、干地黄这三味药，用八升水，煎煮到还剩下二升的时候，温服一升，（如果体内有虫的）就会吐虫。

《千金》内补当归建中汤：治妇人产后虚羸不足，腹中刺痛不止，吸吸少气，或苦少腹中急摩病引腰者，不能食饮；产后一月，日得服四五剂为善，令人强壮宜。

当归四两　桂枝三两　芍药六两　生姜三两　甘草二两　大枣十二枚

上六味，以水一斗，煮取三升，分温三服，一日令尽。若大虚，加饴糖六两，汤成内之，于火上暖令饴消。若去血过多，崩伤内衄不止，加地黄六两，阿胶二两，合八味，汤成内阿胶。若无当归，以川芎代之；若无生姜，以干姜代之。

［白话解］

《千金》内补当归建中汤：可以用来治疗妇人产后正气不足，身体羸弱，腹中刺痛不能缓解，呼吸气短，或小腹拘急疼痛非常剧烈牵引腰背的患者，不能进食；在生产后的一个月内，最好每天服用四五剂，使患者身体强健为佳。（方略）

将当归、桂枝、芍药、生姜、甘草、大枣这六味药，用一斗水，煎煮到还剩下三升的时候，分三次温服，一天内将药全部喝完。如果正气极虚，加入六两饴糖，在药煎好后放入，用小火将饴糖融化。如果失血过多，例如血崩、体内出血不止，加六两地黄，二两阿胶，一共八味药，药煎好后放入阿胶。如果没有当归，可用川芎代替；如果没有生姜，可以用干姜代替。

妇人杂病脉证并治第二十二

论一首　脉证合十四条　方十三首

[提要]

本篇主要论述妇人非胎产期间发生的，与胞宫和前阴部位相关病证的病因病机及治疗。

[原文]

（1）妇人中风，七八日续来寒热，发作有时，经水适断，此为热入血室，其血必结，故使如疟状，发作有时，小柴胡汤主之。方见呕吐中

[白话解]

妇人得了太阳表证，七八天持续出现寒热交替的症状，而且定时发作，月经正在此时停止，这就是热入血室。瘀血必然凝结，因此疾病发作时症状类似疟病，定时发作，应该用小柴胡汤来治疗。小柴胡汤方见于呕吐哕下利病篇中

[原文]

（2）妇人伤寒发热，经水适来，昼日明了，暮则谵语，如见鬼状者，此为热入血室，治之无犯胃气及上二焦，必自愈。

[白话解]

妇人得了太阳表证而发热，正值月经来潮，白天神智清楚，

夜晚就会出现谵语，就好像看到鬼神的患者，这是热入血室，不必去治疗胃气及上中二焦，病会自然好转痊愈。

[原文]

（3）妇人中风，发热恶寒，经水适来，得之七八日，热除脉迟，身凉和，胸胁满，如结胸状，谵语者，此为热入血室也，当刺期门，随其实而取之。

[白话解]

妇人得了太阳表证，发热怕冷，正值月经来潮，得病七八天后，发热已退，脉迟，身体不发烧，胸胁满闷不适，像是得了结胸证的样子，谵语的患者，这是热入血室，应该针刺期门穴以泻实热。

[原文]

（4）阳明病，下血谵语者，此为热入血室，但头汗出，当刺期门，随其实而泻之。濈然汗出者愈。

[白话解]

妇人得了阳明病，便血谵语的患者，这是热入血室，只有头部出汗，应当针刺期门穴以泻阳明实热，针刺后汗出透彻且迅速的即可痊愈。

[原文]

（5）妇人咽中如有炙脔，半夏厚朴汤主之。

半夏厚朴汤方

《千金》作胸满，心下坚，咽中帖帖，如有炙肉，吐之不出，吞之不下。

半夏一升　厚朴三两　茯苓四两　生姜五两　干苏叶二两

上五味，以水七升，煮取四升，分温四服，日三夜一服。

[白话解]

妇人感觉咽喉里好像有一块烤肉堵着，（吞不下去，也吐不出来，）应该用半夏厚朴汤来治疗。（方略）

将半夏、厚朴、茯苓、生姜、干苏叶这五味药，用七升水，煎煮到还剩下四升的时候，分四次温服，白天服三次，晚上服一次。

[方解]

半夏厚朴汤是治疗情志不舒，气机阻滞，痰凝于咽喉的"梅核气"的方剂。方中半夏、厚朴、生姜化痰散结降逆；茯苓健脾利水，助以上三味药物化痰；苏叶辛散解郁。全方具有化痰散结的作用。

[原文]

（6）妇人脏躁①，喜悲伤欲哭，象如神灵所作，数欠伸，甘麦大枣汤主之。

甘麦大枣汤方

甘草三两　小麦一升　大枣十枚

上三味，以水六升，煮取三升，温分三服。亦补脾气。

[注释]

①脏躁：病证名。主要表现为精神失常。

[白话解]

妇人得了脏躁，经常情绪低落想要哭泣，（说话做事都不受自己意识的控制，）就像鬼神附体一样，频繁打哈欠，伸懒腰，应该用甘麦大枣汤来治疗。（方略）

将甘草、小麦、大枣这三味药，用六升水，煎煮到还剩下三升的时候，分三次温服。这个方子还具有补益脾气的作用。

［方解］

甘麦大枣汤，方中小麦养心安神，甘草、大枣补益中气。全方具有补益心脾，宁心安神的作用。

［原文］

（7）妇人吐涎沫，医反下之，心下即痞，当先治其吐涎沫，小青龙汤主之。涎沫止，乃治痞，泻心汤主之。

小青龙汤方见痰饮中

泻心汤方见惊悸中

［白话解］

妇人口水较多，（本应该使用温肺化饮的方法，）医生反而使用了攻下的方法，从而导致胃脘部痞硬，应该先治疗吐口水较多的病证，应该用小承气汤治疗。吐口水停止了，再治疗痞证，应该用泻心汤来治疗。

小青龙汤方见于痰饮病篇中

泻心汤方见于惊悸吐衄下血胸满瘀血病篇中

［原文］

（8）妇人之病，因虚、积冷、结气，为诸经水断绝，至有历年，血寒积结，胞门寒伤，经络凝坚。

在上呕吐涎唾，久成肺痈，形体损分。在中盘结，绕脐寒疝；或两胁疼痛，与脏相连；或结热中，痛在关元，脉数无疮，肌若鱼鳞，时着男子，非止女身。在下未多，经候不匀，令阴掣痛，少腹恶寒；或引腰脊，下根气街①，气冲急痛，膝胫疼烦。奄忽眩冒，状如厥癫；或有忧惨，悲伤多嗔，此皆带下，非有鬼神。

久则羸瘦，脉虚多寒。三十六病，千变万端；审脉阴阳，虚实紧弦；行其针药，治危得安；其虽同病，脉各异源；子当辨记，勿谓不然。

［白话解］

妇科病，都是由于正气虚弱、寒邪积聚、气机阻滞，引起月经不调或闭经。得病时间长了，（寒邪就会侵入血分，）寒邪与瘀血凝结在子宫，寒邪损伤经络就会引发各种疾病。

如果病位偏上焦就会引起呕吐清稀痰涎唾沫，时间久了会发展为肺痈，损伤人的身体。病位偏中焦，（寒邪凝结，）会引发寒疝，造成脐周疼痛；有时两胁疼痛，而向下牵连肝脏；如果热邪结于中焦，那么脐下关元的部位就会出现疼痛，脉数，不会形成痈肿疮疡，皮肤干燥起皱纹就像鱼鳞一样，以上的病证也可以出现在男子身上，并不是只见于妇人。病位偏于下焦的情况比较单一，主要症状是月经不调，阴部牵掣疼痛，小肚子怕冷，有时牵引腰背疼痛，或者是向下连及气街穴，气冲穴拘急疼痛，同时伴有小腿严重的疼痛。有时忽然感觉头晕、视物模糊，就像厥逆癫痫；或者有时感到情绪低落，经常生气，这些都属于妇科病的范畴，并不是鬼神作祟。

得病的时间长了，身体就会虚弱瘦削，脉象虚，身体寒象明显。总之，三十六种妇科疾病，变化多端，在诊断疾病的时候应该仔细分析患者脉象的阴、阳、虚、实、紧、弦等情况；然后再确定是使用针刺还是药物进行治疗，最后使患者转危为安；但是必须注意的是症状虽然相同，但是脉象不同，病因病机不同，在诊疗时应该辨别清楚，切忌疏忽大意。

（9）问曰：妇人年五十所，病下利数十日不止，暮即发热，少腹里急，腹满，手掌烦热，唇口干燥，何也？师曰：此病属带下。何以故？曾经半产，瘀血在少腹不去。何以知之？其证唇口干燥，故知之。当以温经汤主之。

温 经 汤 方

吴茱萸三两　　当归二两　　川芎二两　　芍药二两　　人参二两　桂枝二两　　阿胶二两　　生姜二两　　牡丹皮二两，去心　甘草二两　　半夏半斤　　麦门冬一升，去心

上十二味，以水一斗，煮取三升，分温三服。亦主妇人少腹寒，久不受胎；兼取崩中去血，或月水来过多，及至期不来。

[白话解]

提问：一位五十岁左右的妇人得了漏血几十天还没有好，到晚上就会发热，小腹拘紧疼痛，腹部胀满，手掌心发热，口唇干燥，这是什么病呢？老师回答说：这种疾病属于妇科病。为什么会出现这些症状呢？这是因为患者曾经有过小产，瘀血在子宫中没有清除干净。怎么知道是这样的原因呢？从患者口唇干燥的症状就可以知道了。应该用温经汤来治疗。（方略）

将吴茱萸、当归、川芎、芍药、人参、桂枝、阿胶、生姜、牡丹皮、甘草、半夏、麦门冬这十二味药，用一斗水，煎煮到还剩下三升的时候，分三次温服。这个方子也可以用来治疗妇女小腹寒冷，不易受孕；还可以治疗血崩、月经过多、月经延后等疾病。

[方解]

温经汤，方中以吴茱萸、桂枝、生姜为主药，用以温经散寒，通利血脉；阿胶、川芎、当归、芍药、丹皮为辅，养血和血行瘀；助以人参、甘草益气补脾；佐以半夏降逆和中；麦冬清虚热。全方具有温经散寒，祛瘀养血的作用。

[原文]

（10）带下经水不利①，少腹满痛，经一月再见②者，土瓜根散主之。

土瓜根散方

阴癞肿③亦主之。

土瓜根　芍药　桂枝　䗪虫各三两

上四味，杵为散，酒服方寸匕，日三服。

[注释]

①经水不利：指月经来潮但是不畅。

②经一月再见：指月经一月来潮两次。

③阴癞肿：癞（tuí，音同颓）。阴癞肿，是指外阴部有较硬的卵状肿块。

[白话解]

得了妇科病，月经不通畅，小腹胀满疼痛，月经一月来潮两次的患者，应该用土瓜根散来治疗。（方略）

将土瓜根、芍药、桂枝、䗪虫这四味药，捣成散剂，用酒送服一方寸匕，每日三次。

[方解]

土瓜根散，方中土瓜根清热行瘀，芍药和阴止痛，桂枝温经行血，䗪虫破血行瘀，加酒以助活血化瘀。全方具有活血通经的作用。

[原文]

（11）寸口脉弦而大，弦则为减，大则为芤，减则为寒，芤则为虚，寒虚相搏，此名曰革，妇人则半产漏下，旋覆花汤主之。

旋覆花汤方_{见五脏风寒积聚篇}

[白话解]

参见《血痹虚劳病脉证并治第六》第13条。

旋覆花汤方_{见于五脏风寒积聚病篇中}

[原文]

（12）妇人陷经^①，漏下，黑不解，胶姜汤主之。_{臣亿等校诸本无胶姜汤方，想是前妊娠中胶艾汤。}

[注释]

①陷经：指经气下陷，下血不止。

[白话解]

妇人子宫出血不止，血色发黑，应该用胶姜汤来治疗。_{林亿等人校勘了各种版本中都没有胶姜汤这个方子的组成，想必是前面妇人妊娠病篇中的胶艾汤。}

[原文]

（13）妇人少腹满如敦^①状，小便微难而不渴，生后者，此为水与血俱结在血室也，大黄甘遂汤主之。

大黄甘遂汤方

大黄四两　甘遂二两　阿胶二两

上三味，以水三升，煮取一升，顿服之，其血当下。

[注释]

①敦（duì，音同对）：古代盛放物品的器皿，形状上下稍锐，中部肥大。

[白话解]

妇人小腹胀满就像敦的样子，小便稍微有点儿不通畅，不口渴，如果是生产之后的患者，这是水与血凝结在子宫的缘故，应该用大黄甘遂汤来治疗。（方略）

将大黄、甘遂、阿胶这三味药，用三升水，煎煮到还剩下一升的时候，一次服完，服药之后恶露应该能够排出。

[方解]

大黄甘遂汤，方中大黄逐瘀，甘遂逐水，二药祛邪；阿胶滋阴养血以扶正。全方具有泻水逐瘀的作用。

[原文]

（14）妇人经水不利下，抵当汤主之。亦治男子膀胱满急有瘀血者。

抵 当 汤 方

水蛭三十个，熬　虻虫三十个，熬，去翅足　桃仁二十个，去皮尖　大黄三两，酒浸

上四味，为末，以水五升，煮取三升，去滓，温服一升。

[白话解]

妇人月经不畅或停经，应该用抵挡汤来治疗。也可以用来治疗膀胱胀满，拘急疼痛而有瘀血的男子。（方略）

将水蛭、虻虫、桃仁、大黄这四味药，打成粉末，用五升水，煎煮到还剩下三升的时候，去掉药渣，温服一升。

［方解］

抵挡汤，方中水蛭、虻虫破血逐瘀，桃仁、大黄活血祛瘀。全方具有活血祛瘀，通经作用。

［原文］

（15）妇人经水闭不利，脏坚癖不止[①]，中有干血，下白物[②]，矾石丸主之。

矾 石 丸 方

矾石三分，烧　　杏仁一分

上二味，末之，炼蜜和丸，枣核大，内脏中[③]，剧者再内之。

［注释］

①脏坚癖不止：指子宫内有干血坚结不散。

②白物：指白带。

③内脏中：内（nà，音同纳），脏指阴道。内脏中是指将药物放入阴道内。

［白话解］

妇女闭经或月经不畅，子宫内有干血凝结不散，白带较多，应该用矾石丸来治疗。（方略）

将矾石、杏仁这二味药，打成粉末，炼蜜制成如枣核大小的丸药，放入子宫内，如果病情严重的可以再次放入药丸。

［方解］

矾石丸，方中矾石清热燥湿，收敛生肌；杏仁破结消积，润干血。全方具有清热祛湿，通利血脉的作用。

[原文]

（16）妇人六十二种风，及腹中血气刺痛，红蓝花酒主之。

红蓝花酒方

疑非仲景方。

红蓝花一两

上一味，以酒一大升，煎减半，顿服一半，未止，再取。

[白话解]

妇人的六十二种风病，以及腹中因为气血凝滞不通而刺痛的病证，应该用红蓝花酒来治疗。（方略）

将红蓝花用一大升酒，煎煮到还剩下一半的时候，一次服用一半，如果病证没有痊愈，再服剩下的一半。

[方解]

红蓝花酒，方中红蓝花具有活血化瘀，利气止痛的功效；用酒一大升煎服，可以增加其活血化瘀的效果。

[原文]

（17）妇人腹中诸疾痛，当归芍药散主之。

当归芍药散方 见前妊娠中

[白话解]

妇人腹部的各种疼痛，应该用当归芍药散来治疗。

当归芍药散方 见于前面的妇人妊娠病篇中

[原文]

（18）妇人腹中痛，小建中汤主之。

小建中汤方 见前虚劳中

[白话解]

妇人腹中疼痛，应该用小建中汤来治疗。

小建中汤方见于前面的血痹虚劳病篇中

[原文]

（19）问曰：妇人病，饮食如故，烦热不得卧，而反倚息者，何也？师曰：此名转胞①不得溺也，以胞系了戾②，故致此病，但利小便则愈，宜肾气丸主之。

肾气丸方

干地黄八两　薯蓣四两　山茱萸四两　泽泻三两　茯苓三两　牡丹皮三两　桂枝一两　附子一两，炮

上八味，末之，炼蜜和丸梧子大，酒下十五丸，加至二十五丸，日再服。

[注释]

①转胞：胞同"脬"，即膀胱。转胞为病证名，是指小便不通，脐下拘急疼痛的症状。

②胞系了戾：了，通"缭"，即缠绕不通；戾，即扭曲。胞系了戾，指膀胱之系扭曲不顺。

[白话解]

提问：得了妇科病，饮食正常，心烦发热不能平卧，只能靠坐着呼吸，这是什么病证呢？老师回答说：这种病证叫做转胞，小便不通。因为膀胱之系扭曲不顺，所以导致了这种病证的发生，只需要通利小便疾病就能痊愈了，可以尝试用肾气丸来治疗。（方略）

将干地黄、薯蓣、山茱萸、泽泻、茯苓、牡丹皮、桂枝、附子这八味药，打成粉末，炼蜜和成像梧桐种子大小的丸药，用酒送服十五丸，之后逐渐增加到二十五丸，每天两次。

[方解]

肾气丸即六味地黄丸加附子、桂枝而成。地黄、薯蓣、山茱萸滋肾阴；附子温肾阳；茯苓、泽泻通利小便；丹皮、桂枝疏肝和血，通利下焦。全方具有温补肾气，通利小便的作用。

[原文]

（20）蛇床子散方，温阴中坐药①。

蛇床子散方

蛇床子仁

上一味，末之，以白粉②少许，和令相得，如枣大，绵裹内之，自然温。

[注释]

①坐药：指将药物放入阴道或肛门中，相当于现代的栓剂。这里指将药物放入阴道中。

②白粉：有医家认为是铅粉，燥湿除秽杀虫；有医家认为是米粉，作为外用药的赋形剂。（笔者认为是铅粉，但是使用时间较长的应该去掉铅粉，以防中毒。）

[白话解]

蛇床子散是能够温暖前阴的外用坐药。（方略）

将蛇床子仁打成粉末，用少量铅粉，混合均匀，制成像红枣大小的栓剂，用绵线将其包裹后放入阴道内，能起到暖宫的作用从而使疾病自愈。

蛇床子散，方中蛇床子仁具有暖宫除湿，杀虫止痒的功效；铅粉具有燥湿除秽杀虫的功效。全方具有温散寒湿，杀虫止痒的作用。

[原文]

（21）少阴脉滑而数者，阴中即生疮，阴中蚀疮烂者，狼牙汤洗之。

狼 牙 汤 方

狼牙①三两

上一味，以水四升，煮取半升，以绵缠箸如茧，浸汤沥阴中，日四遍。

[注释]

①狼牙：即狼牙草。

[白话解]

少阴脉脉象滑而且数，阴道有疮疡，阴道中疮疡破溃的患者，应该用狼牙汤外洗。（方略）

将狼牙草用四升水，煎煮到还剩下半升的时候，用绵线缠绕筷子像蚕茧的形状沾取药液滴入阴道内，每日四次。

[方解]

狼牙草具有清热杀虫的功效。

[原文]

（22）胃气下泄①，阴吹②而正喧③，此谷气之实也，膏发煎导之。

膏发煎方 _{见黄疸中}

[注释]

①胃气下泄：指胃肠中的浊气下泄。

②阴吹：阴道中出声，就好像矢气一样。

③正喧：指声音连续不断。

[白话解]

胃肠中浊气下泄，导致阴道中发出连续不断的像矢气一样的声音，这是胃肠燥结，腑气不畅的缘故，应该用膏发煎润导。

膏发煎方 _{见于黄疸病篇中}

[原文]

小儿疳虫蚀齿方 _{疑非仲景方}

雄黄　葶苈

上二味，末之，取腊月猪脂，熔以槐枝绵裹头四五枚，点药烙之。

[白话解]

治疗儿童疳热生虫，牙龈腐烂，龋齿的药方。（方略）

将雄黄、葶苈这两味药，打成粉末，用腊月的猪油，熔化后用四五枚梢上缠有绵线的槐树枝，蘸药烙口齿。

[方解]

小儿疳虫蚀齿方，方中雄黄杀虫解毒；葶苈子泻肺排毒；猪脂凉血润燥解毒；槐枝凉血散邪，通络止痛。诸药合用，具有杀虫解毒，通络止痛的功效。

杂疗方第二十三

论一首　证一条　方二十二首

[题要]

本篇论述内外杂证的急救方法。

[原文]

（1）退五脏虚热，四时加减柴胡饮子方

冬三月加柴胡八分　白术八分　陈皮五分　大腹槟榔四枚，并皮、子用　生姜五分　桔梗七分

春三月加枳实　减白术共六味

夏三月加生姜三分　枳实五分　甘草三分共八味

秋三月加陈皮三分共六味

上各㕮咀，分为三贴，一贴以水三升，煮取二升，分温三服；如人行四五里进一服。如四体壅，添甘草少许，每贴分作三小贴，每小贴以水一升，煮取七合，温服，再合滓为一服。重煮，都成四服。疑非仲景方

[白话解]

退五脏虚损发热的，四时加减柴胡饮子方。

冬季三个月，加柴胡八分　白术八分　陈皮五分　大腹槟榔四枚，皮和种子都入药　生姜五分　桔梗七分

春季三个月，加枳实，去掉白术，共六味药

夏季三个月，加生姜三分　枳实五分　甘草三分　共八味药

秋季三个月，加陈皮三分，共六味药

这些药物，分别切碎之后，分为三份，一份用水三升，煎煮到还剩下二升的时候，分三次温服，间隔像人行走四五里所用的时间服一次药。如果四肢有痈疮，可添加少量甘草（以解毒），然后每份药再分成三小份，每小份用一升水，煎煮到还剩下七合的时候，温服，将药渣放到一起再煎，最后得到四份药液。有医家认为此方并非出自仲景

[原文]

（2）长服诃黎勒丸方_{疑非仲景方}

诃黎勒煨　陈皮　厚朴各三两

上三味，末之，炼蜜丸如梧子大，酒饮服二十丸，加至三十丸。

[白话解]

长服诃黎勒丸有医家认为此方并非出自仲景（方略）

将诃黎勒、陈皮、厚朴这三味药物，打成粉末，用炼制的蜂蜜和成像梧桐种子大小的药丸，用酒送服二十丸，以后增加到三十丸。

[原文]

（3）三物备急丸方见《千金》司空裴秀为散用亦可。先和成汁，乃倾口中，令从齿间得入，至良验。

大黄一两　干姜一两　巴豆一两，去皮，心，熬，外研如脂

上药各须精新，先捣大黄、干姜为末，研巴豆内中，合治一千杵，用为散，蜜和丸亦佳，密器中贮之，莫令歇。主心腹诸卒暴百病，若中恶客忤，心腹胀满，卒痛如

锥刺，气急口噤，停尸卒死者，以暖水若酒，服大豆许三四丸，或不下，捧头起，灌令下咽，须臾当差，如未差，更与三丸，当腹中鸣，即吐下，便差。若口噤，亦须折齿灌之。

[白话解]

三物备急丸方。(方略)

将大黄、干姜、巴豆这三味药都要是上好的，先将大黄、干姜捣成药末，然后与巴豆脂混合，用药杵捣一千下，合制成散，用蜜制作成丸药效果也很好，然后放到密闭的容器中储存，中间不要打开。三物备急丸主要治疗胃脘、腹部的各种急症。如果感受邪毒之气而致胃脘、腹部胀满，急痛就像锥子在扎一样，呼吸急促，牙关紧闭，暴死而僵卧的人，用像酒的暖水服下像黄豆大小的药丸三四丸，如果患者不能服用药物，将患者的头部抬高，将药丸化成药液，灌下去，稍等片刻，症状就会减轻。如果病情没有缓解，那么再服用三四丸，如果腹部出现肠鸣音，随即患者就呕吐或腹泻的，病情就会好转。如果患者牙关紧闭，不能服用药物的，需要将患者的牙齿折断，然后在牙齿的缝隙中将药物灌进去。

[原文]

(4) 治伤寒，令愈不复，紫石寒食散方见《千金翼》

紫石英　白石英　赤石脂　钟乳研，炼　栝楼根　防风　桔梗　文蛤　鬼臼各十分　太一余粮十分，烧　干姜　附子炮，去皮　桂枝去皮各四分

上十三味，杵为散，酒服方寸匕。

[白话解]

使伤寒病治愈后不再复发，应该使用紫石寒食散此方见于《千金

翼方》（方略）

将紫石英、白石英、赤石脂、钟乳、栝楼根、防风、桔梗、文蛤、鬼臼、太乙余粮、烧制、干姜、附子、桂枝这三十味药，捣成散剂，用酒送服一方寸匕。

[原文]

（5）救卒死方

薤捣汁，灌鼻中。

又方

雄鸡冠割取血，管吹内鼻中。

猪脂如鸡子大，苦酒一升，煮沸灌喉中。

鸡肝及血涂面上，以灰围四旁，立起。

大豆二七粒，以鸡子白并酒和，尽以吞之。

[白话解]

猝死的急救方

将韭菜捣烂，把韭菜汁灌到鼻子中。

救治猝死的其他方

割公鸡的鸡冠取血，用细管将鸡冠血吹到鼻子中。

用鸡蛋大小的一块猪油，放到一升醋中煮沸，灌入喉中。

把鸡肝和鸡血涂到脸上，四周用灰围好，患者立刻苏醒。

大豆十四粒，用鸡蛋清混合白酒将大豆服下。

[原文]

（6）救卒死而壮热者方

矾石半斤，以水一斗半煮消，以渍脚，令没踝。

[白话解]

突然昏厥而且全身发高烧的急救方

取矾石半斤，用一斗半水将矾石煮至熔化，用矾石水泡脚，矾石水要没过脚踝。

[原文]

（7）救卒死而目闭者方

骑牛临面，捣薤汁灌耳中，吹皂荚末鼻中，立效。

[白话解]

突然昏厥而且眼睛紧闭的急救方

救治者像骑牛那样跨坐在患者身上，将韭菜汁灌入患者的耳朵中，把皂荚末吹到鼻子中，患者立刻就会好转。

[原文]

（8）救卒死而张口反折者方

灸手足两爪后十四壮了，饮以五毒诸膏散。有巴豆者。

[白话解]

突然昏厥而且嘴张开，脊背僵直向后仰的急救方

先灸两手足指甲十四壮，然后再给患者服用五毒诸膏散。其中有巴豆的效果比较好。

[原文]

（9）救卒死而四肢不收，失便者方

马屎一升，水三斗，煮取二斗以洗之；又取牛洞稀粪也一升，温酒灌口中。灸心下一寸，脐上三寸，脐下四寸，各一百壮，差。

[白话解]

突然昏厥而且四肢松开，大小便失禁的方

取马屎一升，用三斗水，煮取二斗，然后擦拭患者的身体，

再取稀牛粪一升，用温酒将其灌入口中。并且在心下一寸，脐上三寸，脐下四寸，各灸一百壮，疾病就痊愈了。

[原文]

（10）救小儿卒死而吐利，不知是何病方。

狗屎一丸，绞取汁以灌之。无湿者，水煮干者，取汁。

[白话解]

小孩突然昏厥并且呕吐、腹泻，又不知道是什么原因导致的，急救方

用狗屎一丸，拧出汁灌入口中，如果没有湿的狗屎，用水煮干狗屎，取汁服用。

[原文]

（11）治尸蹶[①]方

尸蹶脉动而无气，气闭不通，故静而死也，治方。<small>脉证见上卷</small>

菖蒲屑，内鼻两孔中吹之，令人以桂屑着舌下。

又方

剔取左角发方寸，烧末，酒和，灌令入喉立起。

[注释]

①尸蹶：病证名。指突然昏厥。不省人事，手足逆冷，气息微弱，类似于现代的休克。

[白话解]

治疗尸蹶的方

尸蹶患者脉搏还在跳动，但是没有呼吸，这是气道不通导致的，因此安静的像死了一样，可以用这种方法治疗。<small>脉象，症状可以</small>

参考上卷

· 292 ·

将菖蒲屑吹入两个鼻孔中，再叫人将桂枝屑放入患者的舌下含着。

其他治疗方

剃取人左侧头角一方寸的头发，将其烧成灰，与酒混合，灌入患者的喉中，患者立刻好转。

[原文]

（12）救卒死，客忤死，还魂汤主之方。《千金方》云：主卒忤鬼击飞尸，诸奄忽气绝无复觉，或已无脉，口噤拗不开，去齿下汤。汤下口不下者，分患者发左右，捉肩引之。药下复增取一升，须臾立苏。

麻黄三两，去节，一方四两　　杏仁七十个，去皮尖　　甘草一两，炙《千金》用桂心二两

上三味，以水八升，煮取三升，去滓，分令咽之。通治诸感忤。

又方

韭根一把　　乌梅二七个　　吴茱萸半升，炒

上三味，以水一斗煮之，以患者栉内中，三沸，栉浮者生，沉者死，煮取三升，去滓分饮之。

[白话解]

救治因感受外邪而突然昏厥的患者，应该使用还魂汤治疗。《千金要方》中记载，此方主治一切感受外邪而昏厥，气息忽然断绝，失去知觉，或者没有脉搏的患者。如果患者牙关紧闭，就将患者的牙齿拔掉，然后将药物灌入口中，如果药物灌入口中，患者不能下咽的，就分开患者的头发，用手抓住患者的肩膀两侧将药物引入。患者能咽下药物后，再灌入一升药液，稍等片刻患者就会好转。（方略）

将麻黄、杏仁、甘草这三味药，用水八升，煮取三升药液，去掉药渣，分两次使患者服下，可以治疗一切外感疾病。

其他方法：

用韭根、乌梅、吴茱萸，用一斗水煎煮，取患者用的木梳放到其中，木梳浮起来则会痊愈，木梳下沉疾病预后不良，煎煮到还剩下三升的时候，去掉药渣，分两次服用。

[原文]

（13）救自缢死方

自缢死，旦至暮，虽已冷，必可治；暮至旦，小难也。恐此当言阴气盛故也。然夏时夜短于昼，又热，犹应可治。又云：心下若微温者，一日以上，犹可治之。方

徐徐抱解，不得截绳，上下安被卧之。一人以脚踏其两肩，手少挽其发，常弦弦勿纵之。一人以手按据胸上，数动之；一人摩捋臂胫，屈伸之。若已僵，但渐渐强屈之，并按其腹。如此一炊顷，气从口出，呼吸眼开，而犹引按莫置，亦勿苦劳之，须臾，可少桂汤及粥清含与之，令濡喉，渐渐能咽，及稍止。若向令两人以管吹其两耳，窚^①好。此法最善，无不活也。

[注释]

①窚（shēng）：同"深"。

[白话解]

上吊自杀的急救方

上吊自杀的人，时间从早晨到傍晚，虽然身体已经凉了，但是一定有救治的机会；如果时间是从傍晚到次日早晨，救治起来有一定的困难，可能这是因为这个时间段阴气太盛的缘故。然而夏天晚上的时间较白天的时间要短，而且天气比较热，这种情况尚且可以治疗。另一种说法：心下如果稍稍温暖的，已经上吊一

天，也有可以治愈的方法。

救治方法：

缓慢地将患者从绳子上解下来，切不可急切的切断绳子，将患者放在被子上，再用被子盖好，让一个人的脚踩在患者的双肩处，用手挽起患者的一些头发，紧紧握住不要放松，一人用手按在患者的胸口处，连续而有节律的上下按压；另一人按揉患者的手臂、小腿使之屈伸，如果患者的身体已经僵硬了，就慢慢地、强制屈伸患者的四肢，并按压其腹部。这样大概一顿饭的时间，患者有气从口中呼出，呼吸恢复，眼睛也睁开了，此时应该继续按压患者的腹部，不要停止，但是也不要让患者有过度疲劳的感觉。稍等片刻之后，可给患者喝少量的肉桂汤及米粥来润润喉咙，患者稍微喝下去一点之后，上面的动作就可以渐渐停止了。如果再有两个人用笔管向患者的两耳中吹气，气吹向耳中，越深越好。这种急救的效果最好，没有救不活的。

[原文]

（14）疗中暍方

凡中暍死，不可使得冷，得冷便死，疗之方。

屈草带，绕暍人脐，使三两人溺其中，令温。亦可用热泥和屈草，亦可扣瓦碗底，按及车缸，以着暍人，取令溺，须得流去。此谓道路穷卒无汤，当令溺其中，欲使多人溺，取令温。若有汤便可与之，不可泥及车缸，恐此物冷。暍既在夏月，得热泥土，暖车缸，亦可用也。

[白话解]

治疗中暑的急救方

凡是中暑的患者，一定不能使用凉水，患者喝了凉水就会加重病情，甚至死亡。

治疗方法是：用草绳制成带子，绕在患者的脐部，其中要有两三个人的小便使患者的脐部有温暖的感觉。也可以用热泥和草绳圈，也可以扣上瓦罐底或者按上车缸，放在患者的脐上，使小便在其中，并且不要让小便流走。这种方法适宜在偏僻的野外，短时间找不到热水，就叫人小便在其中，而且需要很多人的小便，使患者的脐上有温暖的感觉，其功效就好像热水一样，只要取用方便就可以用这种方法。但是不可以让患者接触到车缸，因为车缸太冷，中暑发生在夏天，用热的泥土温暖车缸，这样也是可以的。

[原文]

（15）救溺死方

取灶中灰两石余，以埋人，从头至足，水出七孔，即活。

上疗自缢溺暍之法，并出自张仲景为之。其意殊绝，殆非常情所及，本草所能关，实救人之大术矣。伤寒家数有暍病，非此遇热之暍。见《外台》《肘后》目

[白话解]

落水淹死的急救方

取灶膛中的灰，两石多，将人从头到脚埋起来，体内的水会从人的七窍中溢出来，患者就可以救活了。

以上上吊自杀、落水淹死的急救方法出自张仲景，其方法与众不同，恐怕不是一般人能做到的，也不是单凭本草就可以救治患者的，这种急救方法是救人性命的高明医术。有些研究伤寒的医家认为有多种暍病，并不是以上提到的感受暑邪的中暑。见于《外台秘要》和《肘后备急方》的目录中

[原文]

（16）治马坠及一切筋骨损方见《肘后方》

大黄一两，切浸汤成下　绯帛如手大烧灰　乱发如鸡子，大烧灰用　久用炊单布一尺，烧灰　败蒲一握三寸　桃仁四十九枚，去皮尖熬　甘草如中指节，炙，剉

上七味，以童子小便量多少，煎成汤，内酒一大盏，次下大黄，去滓，分温三服，先剉败蒲席半领，煎汤浴，衣被盖覆，斯须，通利数行，痛楚立差，利及浴水赤，勿怪，即瘀血也。

[白话解]

治疗从马上摔下来，以及一切筋骨损伤的方法见于《肘后备急方》中（方略）

将大黄、绯帛、乱发、炊单布、败蒲、桃仁、甘草这七味药物，先煎童子尿，然后再放入一大杯酒，之后放入大黄，煎好后，去掉药渣，分三次温服。另外，先将半件衣服大小的旧蒲席切碎，然后煎汤进行药浴，然后穿好衣服，盖上被子，稍等一会儿，多次大便之后，疼痛就会减轻。排出的大便和洗浴的水都是红色的，不要大惊小怪，这是体内瘀血排出体外的缘故。

禽兽鱼虫禁忌并治第二十四

论辨二首　合九十法　方二十一首

[题解]

本篇主要论述鸟兽虫鱼等动物类食物的食用注意事项，并针对部分食物中毒给予相关治疗方法。

[原文]

（1）凡饮食滋味，以养于生，食之有妨，反能为害。自非服药炼液，焉能不饮食乎？切见时人，不闲调摄，疾疢竞起，若①不因食而起。苟全其生，须知切忌者矣。所食之味，有与病相宜，有与身为害，若得宜则益体，害则成疾，以此致危，例皆难疗。凡煮药饮汁，以解毒者，虽云救急，不可热饮，诸毒病得热更甚，宜冷饮之。

[注释]

①若：俞嘉言的注本写作"莫"。

[白话解]

凡是饮食五味，都是用来帮助长养生命的，若食用有误，反而会对身体有害。如果不是炼丹、辟谷的人，怎能离得开日常的饮食呢？看看现在的人，平常不注意调护摄养，以致疾病相继产生，都是因饮食不当而引起。若想保全身体不使其有病，就必须要了解饮食禁忌。吃的食物，有的与治病相符，有的则对身体有害，相符则有助于身体的恢复，有害便会引起疾病，像这样发展而成的危重情况，都较难治疗。凡是用来解毒的汤药，即使情况危急，也不可热服，这是因为由中毒而引起的疾病遇热汤后会更严重，如此便应该冷却后服用。

[原文]

（2）肝病禁辛，心病禁咸，脾病禁酸，肺病禁苦，肾病禁甘①。春不食肝，夏不食心，秋不食肺，冬不食肾，四季不食脾。辨曰：春不食肝者，为肝气王，脾气败，若食肝，则又补肝，脾气败尤甚，不可救。又肝王之时，不可以死气入肝，恐伤魂也。若非王时即虚，以肝补之佳，余藏准此。

[注释]

①肝病禁辛……肾病禁甘：这是根据五脏对应五味的五行相克关系而论的饮食禁忌。五行相克规律是：金克木，水克火，木克土，火克金，土克水。举例来说：肝属木，辛入肺而属金，因金克木，所以肝病禁辛，以此类推。

[白话解]

患肝病的人应禁食辛味的食物，患心病的人应禁食咸味的食物，患脾病的人应禁食酸味的食物，患肺病的人应禁食苦味的食物，患肾病的人应禁食甘味的食物。春季不宜吃肝，夏季不宜吃心，秋季不宜吃肺，冬季不宜吃肾，四季都不宜吃脾。解释说：春季不宜吃肝，是因为春天肝气本来就旺，而脾气较弱，如果再吃肝，则肝气更旺，（肝木克伐脾土）而脾气愈发衰败，便无法救治了。并且，肝气旺时补肝，因死气入肝，恐损害肝脏所藏之魂。若非肝旺之时则肝虚，就可以食肝以补益肝气，其他脏器以此为准则。

[原文]

（3）凡肝脏，自不可轻啖^①，自死者弥甚。

[注释]

①啖（dàn，音同旦）：就是吃的意思。

[白话解]

动物的肝脏不可轻易食用，其中是因为动物自己得病而死的就更不能食用了。

[原文]

（4）凡心皆为神识所舍^①，勿食之，使人来生复其报对矣。

[注释]

①心皆为神识所舍：舍，居住的意思。中医理论认为心藏神，为神明的居所。

[白话解]

心是神志意识所在的器官，不可食用，否则来生要遭受报复。

[原文]

（5）凡肉及肝，落地不着尘土者，不可食之。猪肉落水浮者，不可食。诸肉及鱼，若狗不食、乌不啄者，不可食。

[白话解]

凡是肉类或肝脏，若落在地上却不沾染尘土，就不可食用。

猪肉能够浮于水面之上的，不可食用。肉类和鱼类，如果狗不吃、鸟不啄的，不可食用。

[原文]

（6）诸肉不干，火炙不动，见水自动①者，不可食之。肉中有如米点者，不可食之。六畜②肉热血不断者，不可食之。父母及身本命肉，食之，令人神魂不安。食肥肉及热羹，不得饮冷水。诸五脏及鱼，投地尘土不污者，不可食之。

[注释]

①诸肉不干，火炙不动，见水自动：肉类一般经风吹、火烤后会失去水分而变干，但因腐败而有所肿胀的肉却不会发生此类变化，反而遇到水会产生气泡而浮动起来。

②六畜：指牛、马、猪、羊、犬、鸡六种动物。

[白话解]

肉类如果风吹不干，用火烤也没有变化，而放入水中却能动起来的，不可食用。肉中有米点样异物的，不可食用。各种牲畜如果因流血不断而死的，其肉不可食用。食用与父母以及自己的属相相合的动物之肉，会让人神志不宁、魂魄不安。吃肥肉和热肉汤时，不可饮用冷水。凡是五脏肉和鱼类，掉落在地上后不沾染尘土的，不可食用。

[原文]

（7）秽饭①、馁肉②、臭鱼，食之皆伤人。自死肉，口闭者，不可食之。

[注释]

①秽（huì，音同汇）饭：被污染的饭食。秽，污浊之意。

②馁（něi，音同内调三声）肉：腐败的肉类、鱼类。馁，指鱼类腐烂。

[白话解]

食用被污染的饭食以及腐烂的肉类、鱼类，会损伤身体。动物自己因病而死以致口闭不开的，不可食用。

[原文]

（8）六畜自死，皆疫死，则有毒，不可食之。兽自死，北首①及伏地②者，食之杀人。食生肉，饱饮乳，变成白虫一作血蛊。疫死牛肉，食之令病洞下③，亦致坚积，宜利药下之。脯④藏米瓮中，有毒，及经夏食之，发肾病。

[注释]

①北首：头向北。

②伏地：伏倒在地，多是因暴病所致。

③洞下：也叫"洞泄"，指泄泻无度。

④脯（fǔ，音同斧）：干肉。

[白话解]

凡是牲畜自己死亡的，都是染疫病所致，其肉有毒，不可食用。兽类死亡，凡是头朝北或者倒地而死的，其肉食用起来对人体有害。吃生肉，喝生奶，体内容易生寄生虫另一种说法是会形成血蛊。得瘟疫而死的牛，吃其肉会让人泄泻不止，也会导致腹中坚硬有包块，此时应该用攻下的药物以消积攻滞。干肉贮藏在米缸中，时间久了会变得有毒，到了炎热的夏天食用，会引发肾病。

[原文]

（9）治①自死六畜肉中毒方

黄柏屑，捣，服方寸匕。

[注释]

①治：《肘后备急方》作"食"；《外台秘要》作"又食"。

[白话解]

治疗因食用有病动物的肉而中毒的方法

黄柏的碎屑，捣碎，服用一方寸匕。

[原文]

（10）治食郁肉^①漏脯^②中毒方郁肉，密器盖之，隔宿者是也。漏脯，茅屋漏下沾着者是也。

烧犬屎^③，酒服方寸匕。每服人乳汁亦良。饮生韭汁三升，亦得。

[注释]

①郁肉：指肉类密封放置过夜后腐烂变质。

②漏脯：指干肉悬挂于屋檐，经漏水浸泡后变质。

③犬屎：指狗屎。

[白话解]

治疗食用郁肉、漏脯而中毒的方法郁肉，是指盖在密封容器里过夜的肉；漏脯，是指挂在茅屋下经漏水打湿而变质的肉。

烧过的狗屎，用酒送服一方寸匕；喝人的乳汁效果也很好；喝生韭菜汁三升，也有效。

[原文]

（11）治黍米^①中藏干脯，食之中毒方

大豆浓煮汁，饮数升，即解。亦治狸肉、漏脯等毒。

[注释]

①黍米：为禾本科黍属植物黍的种子，即今天的高粱。古人有将干肉贮藏在黍米中的做法。

[白话解]

治疗因食用贮藏于黍米中变质的干肉而中毒的方法

将大豆煮成浓汁，喝下几升，就可解毒。也可治疗因食用野猫肉或者漏脯所导致的中毒。

[原文]

（12）治食生肉中毒方

掘地深三尺，取其下土三升，以水五升，煮数沸，澄清汁。饮一升，即愈。

[白话解]

治疗因食用生肉而中毒的方法

挖地三尺，取用三升地下的土，用五升水煮，当水沸腾数次后，取用澄清的汁。喝一升，即可痊愈。

[原文]

（13）治六畜鸟兽肝中毒方

水浸豆豉，绞取汁，服数升愈。

[白话解]

治疗因食用六畜或者鸟兽的肝脏而中毒的方法

用水浸泡豆豉，绞汁取用，喝数升即愈。

[原文]

（14）马脚无夜眼者，不可食之。食酸①马肉，不饮酒，则杀人。马肉不可热食，伤人心。马鞍下肉，食之杀人。白马黑头者，不可食之。白马青蹄者，不可食之。马肉、豘肉②共食，饱醉卧，大忌。驴马肉合猪肉食之，成霍乱。马肝及毛，不可妄食，中毒害人。

[注释]

①酸：《外台秘要》作"骏"讲。

②豘肉：即豚肉，小猪的肉，此处泛指猪肉。

[白话解]

马前脚上没有"夜眼"的，其肉不可食用。吃马肉时如果不饮酒，会损伤身体。马肉不可热吃，否则会损伤心神。马鞍覆盖部位的肉，吃了会损害身体。白马而头为黑色的，不可食用。白马而见青蹄的，不可食用。马肉和猪肉一同食用，又饱食醉酒而卧，是犯大忌。驴肉、马肉和猪肉一同食用，会导致上吐下泻的霍乱病。马肝和马毛，不可随便食用，容易使人中毒。

[原文]

（15）治马肝毒中人未死方

雄鼠屎二七粒，末之，水和服，日再服。又方：人垢①，取一方寸匕，服之佳。

[注释]

①人垢：指人的头垢，但此法令人费解。

[白话解]

治疗食用马肝而中毒尚未死亡的方法

将十四粒雄鼠屎研成末，用水调和服用，每日两次。另有一个方子：人头垢，取方寸匕，服后效果良好。

[原文]

(16) 治食马肉中毒欲死方

香豉二两　杏仁三两

上二味，蒸一食顷①，熟，杵之，服，日再服。又方：煮芦根汁，饮之良。

[注释]

①一食顷：计时单位，指吃一顿饭的时间。

[白话解]

治疗因食用马肉而中毒将要死亡的方剂

用二两香豉，三两杏仁，这两味药，蒸一顿饭的时间，熟后，捣碎服用，每日两次。还有一个方：煮芦根，取汁饮用，效果佳。

[原文]

(17) 疫死牛，或目赤，或黄，食之大忌。牛肉共猪肉食之，必作寸白虫①。青牛②肠，不可合犬肉食之。牛肺从三月至五月，其中有虫如马尾，割去勿食，食则损人。牛、羊、猪肉，皆不得以椿木、桑木蒸炙，食之令人腹内生虫。啖蛇牛肉杀人，何以知之？啖蛇者，毛发向后顺者，是也。

[注释]

①寸白虫：即现在所说的猪肉绦虫或牛肉绦虫。

②青牛：皮色青苍的牛，多指水牛。《金匮要略直解》中有言"青牛，水牛也。其肠性温，犬肉性热，温热之物，不可合食"。

[白话解]

因瘟疫而病死的牛，有的目赤，有的目黄，千万不可以食用大忌。(不熟的) 牛肉与猪肉共同食用，会感染寸白虫。青牛肠不可与狗肉一同食用。三月至五月间的牛肺，多生有像马尾一样的虫，应当割去，不能食用，食用则有损身体。牛、羊、猪肉都不可用椿木和桑木蒸煮、烤炙，食用的话会让人腹中生虫。因吃蛇而死的牛，其肉食之有损身体，该如何辨别呢? 吃蛇而死的牛，毛发会向后，就是这样辨别。

[原文]

(18) 治啖蛇牛肉，食之欲死方

饮人乳汁一升，立愈。

又方：

以泔洗头，饮一升，愈。

牛肚细切，以水一斗，煮取一升，暖饮之，大汗出者，愈。

[白话解]

治疗因食用吃蛇而死的牛肉而中毒将要死亡的方法

饮用人乳一升，会很快痊愈。

还有一方：

用淘米水洗头，并饮用淘米水一升，能够治愈这种疾病。

将牛肚切成细丝，用一斗水，煎煮到还剩下一升的时候，趁热饮用，服用之后患者出了很多汗就痊愈了。

[原文]

(19) 治食牛肉中毒方

甘草煮汁，饮之即解。

[白话解]

治疗因食用牛肉而中毒的方法

用甘草煮汁，喝下就可以解毒。

[原文]

（20）羊肉其有宿热者，不可食之。羊肉不可共生鱼、酪食之，害人。羊蹄甲中有珠子白者，名羊悬筋，食之令人癫。白羊黑头，食其脑，作肠痈。羊肝共生椒①食之，破人五脏。猪肉共羊肝和食之，令人心闷。猪肉以生胡荽②食之，烂人脐。猪脂③不可合梅子④食之。猪肉和葵食之，少气。鹿肉不可和蒲白⑤作羹，食之发恶疮。麋脂⑥及梅李子，若妊妇食之，令子青盲⑦，男子伤精。獐肉不可合虾及生菜、梅、李果食之，皆患者。痼疾人不可食熊肉，令终身不愈。

[注释]

①生椒：即花椒，有温中祛湿的作用。

②胡荽：即芫荽，又称香菜，有发表透疹的作用。

③猪脂：即猪油。

④梅子：即青梅，味酸，生津止渴。

⑤蒲白：即蒲菜，为香蒲的嫩芽。

⑥麋脂：即麋鹿的脂肪。

⑦青盲：中医眼科病名，表现为视力逐渐减退，甚至失明，但眼睛外观不变。

[白话解]

原本体内有热的羊，其肉不可食用。羊肉不能与生鱼、奶酪一同食用，否则会对身体有害。羊的蹄甲上有如珠子一般的白色斑点的，叫作羊悬筋，食用的话，会让人发癫痫。食用黑头白羊的脑，会使人患肠痈。羊肝与花椒一同食用，会伤人五脏。猪肉与羊肝一同食用，会使人心胸胀闷。猪肉与生香菜一同食用，会使人肚脐周围腐烂。猪油不可与梅子一同食用。猪肉与葵菜一同食用，使人感觉气短。鹿肉不可与蒲菜一同做肉羹，食用的话会使人发恶疮。若麇鹿的脂肪与梅子、李子一同食用，怀孕的妇人会使腹中孩子眼睛患青盲；男子则伤精。獐肉不可与虾、生菜、梅子和李子一同食用，食用则伤人身体。久病不愈的人不可吃熊肉，会使疾病终身不能痊愈。

[原文]

（21）白犬自死，不出舌者①，食之害人。食狗鼠余，令人发瘘疮②。

[注释]

①白犬自死，不出舌者：《医宗金鉴》言"凡犬死，必吐舌，惟中毒而死，其舌不吐，毒在内也，故食之害人。"

②瘘疮：中医病名，古称刀马侠瘿，后世称"瘰疬"，指结核生于腋下或颈旁。

[白话解]

白狗死后不吐舌头的，吃这样的肉会伤人身体。吃狗、鼠吃剩下的食物，会使人发瘘疮。

[原文]

（22）治食犬肉不消，心下坚，或腹胀，口干大渴，心急发热，妄语如狂，或洞下方

杏仁一升，合皮，熟，研用

以沸汤三升和，取汁分三服，利下肉片，大验。

[白话解]

食用狗肉后不消化，胸腹胀满，口干燥，非常渴，心中急躁

发热，谵语妄言如同狂证，或者出现严重的腹泻，这些症状治疗的方法

杏仁一升，不去皮，煮熟，研碎用

用沸水三升，调和均匀，取汁，分三次服用，服后可泻下肉片，疗效非常好。

[原文]

（23）妇人妊娠，不可食兔肉、山羊肉及鳖、鸡、鸭，令子无声音。兔肉不可合白鸡肉食之，令人面发黄。兔肉着干姜食之，成霍乱①。凡鸟自死，口不闭，翅不合者，不可食之。诸禽肉，肝青者，食之杀人。鸡有六翮②四距③者，不可食之。乌鸡白首者，不可食之。鸡不可共葫蒜食之，滞气。一云鸡子。山鸡不可合鸟兽肉食之。雉④肉久食之，令人瘦。鸭卵⑤不可合鳖肉食之。妇人妊娠食雀肉，令子淫乱无耻。雀肉不可合李子食之。燕肉勿食，入水为蛟龙所啖。

[注释]

①霍乱：此处指吐泻无度。

②翮（hé，音同合）：指翅膀。

③距：雄鸡鸡爪后突出的部分，此处泛指鸡爪。

④雉：即野鸡。

⑤鸭卵：即鸭蛋。

[白话解]

妇人怀孕后，不可吃兔肉、山羊肉以及鳖肉、鸡鸭肉，否则会使孩子不能发声。兔肉不可与白鸡肉一同吃，会使人面色发黄。烹调兔肉若用干姜，会使人上吐下泻。凡是鸟类死亡后，口不闭合、翅膀也不收敛的，不可食用。凡是禽类的肉，若是肝见

青色的，食用后会损伤身体。鸡有六个翅膀、四只脚爪的，不可食用。乌鸡见白头的，不可食用。鸡肉（有的医学认为是鸡蛋）不可与香菜一同食用，食用会令人胀气。山鸡不可与其他种类的鸟兽肉一同食用。长期食用野鸡肉会使人消瘦。鸭蛋不可与鳖肉一同食用。妇人怀孕后，若是吃麻雀的肉，会导致生下的孩子性情淫乱。麻雀肉不可与李子一同食用。燕子肉不可食用，否则入水会被蛟龙所吃。

[原文]

（24）治食鸟兽中箭肉毒方

鸟兽有中毒箭死者，其肉有毒，解之方

大豆煮汁及盐汁①服之，解。

[注释]

①盐汁：盐，吴勉的注本和《外台秘要》中都写作"蓝"。蓝汁，即蓼实、蓼蓝的果汁，《神农本草经》言"主解诸毒"。

[白话解]

治疗食用因中毒箭而死的鸟兽肉的方法

鸟兽因中毒箭而死的，其肉也有毒，如果误食，解救之方如下

将大豆煮汁与蓝汁一同服用，可解毒。

[原文]

（25）鱼头正白如连珠至脊上，食之杀人。鱼头中无腮者，不可食之，杀人。鱼无肠胆者，不可食之，三年阴不起，女子绝生。鱼头似有角者，不可食之。鱼目合者，不可食之。六甲①日，勿食鳞甲之物。鱼不可合鸡肉食之。鱼

不得合鸬鹚②肉食之。鲤鱼鲊③，不可合小豆藿④食之，其子不可合猪肝食之，害人。鲤鱼不可合犬肉食之。鲤鱼不可合猴、雉肉食之，一云不可合猪肝食。鳀鱼⑤合鹿肉生食，令人筋甲缩。青鱼鲊，不可合生葫荽及生葵并麦中⑥食之。鳅⑦、鳝⑧不可合白犬血食之。龟肉不可合酒、果子食之。鳖目凹陷者及厌下有王字形者，不可食之。其肉不得合鸡、鸭子食之。龟、鳖肉不可合苋菜食之。虾无须及腹下通黑，煮之反白者，不可食之。食脍⑨，饮乳酪，令人腹中生虫，为瘕。

[注释]

①六甲：即甲子、甲寅、甲辰、甲午、甲申、甲戌之日，古人认为是妇女容易受孕的日子。

②鸬鹚（lú cí，音同卢辞）：一种善于潜水捕鱼的鸟。

③鲤鱼鲊（zhǎ，音同眨）：即鲤鱼肉。

④小豆藿：即赤小豆的叶。

⑤鳀（tí，音同提）鱼：即鲇鱼。

⑥麦中：《外台》引《肘后》作"酱"。

⑦鳅：即泥鳅。

⑧鳝：即黄鳝。

⑨脍（kuài，音同块）：即生鱼片。

[白话解]

鱼头上有白斑，并且如连珠般一直延伸到脊背上的，这种肉食用后会伤人身体。鱼头中没有腮的，不可食用，会伤人。若鱼没有肠和胆的，不可食用，否则男子食用后会导致三年阴茎不起，女子则导致不能生育。鱼头上长有像角一样东西的，不可食用。鱼目闭合的，其肉不可食用。六甲之日，不可食用带有鳞甲

之类的食物。鱼肉不可与鸡肉一同食用。鱼肉不可与鸬鹚肉一同
食用。鲤鱼肉不可与赤小豆叶一同食用；鲤鱼卵不可与猪肝一同
食用，会损害身体。鲫鱼不可与猴肉、野鸡肉一同食用，另有一
种说法是不可与猪肝一同食用。鳀鱼不可与鹿肉一同生吃，会使
人筋脉拘急。青鱼不可与香菜、生葵菜以及麦酱一同食用。泥
鳅、黄鳝不可与白狗血一同食用。龟肉不可与瓜果、酒一同食
用。鳖目凹陷以及腹甲上的纹路呈王字形的，不可食用。另外，
鳖肉不可与鸡蛋、鸭蛋一同食用。龟肉、鳖肉不可与苋菜一同食
用。虾无须以及腹下通体皆黑，煮后反而变白的，不可食用。吃
生鱼片、喝乳酪，会使人腹中生虫而形成结块。

[原文]

（26）治食鲙不化成癥病^①方

鲙食之，在心胸间不化，吐复不出，速下除之，久成
癥病，治之方

橘皮一两　大黄二两　朴硝二两

上三味，以水一大升，煮至小升，顿服即消。

[注释]

①癥病：此处指体内的结块。

[白话解]

治疗吃生鱼片后不消化而成癥病的方法

吃了生鱼片后，积滞在腹中不消化，又吐不出来，应赶快攻
下，否则久而久之会生发癥病，治疗的方法是：

将橘皮、大黄、朴硝这三味药，用一大升水，煎煮到还剩下
一小升的时候，一次喝完，癥病很快就会痊愈。

[原文]

(27) 食鲙多不消，结为癥病，治之方

马鞭草

上一味，捣之饮之，或以姜叶汁饮之一升，亦消。又可服吐药吐之。

[白话解]

吃了过多的生鱼片不消化以至于生出癥病，治疗方法

将马鞭草这一味药，捣取汁，饮用，或者用姜叶捣汁，饮用一升，也可以消除。还可以用催吐药催吐。

[原文]

(28) 食鱼后中毒，两①肿烦乱，治之方

橘皮

浓煎汁，服，即解。

[注释]

①两：一种版本为"面"，可取。

[白话解]

吃鱼后中毒，出现两颊肿胀烦乱的症状，治疗的方法

橘皮

煎取浓汁服用，即可解毒。

[原文]

(29) 食鯸鲐鱼①中毒方

芦根

煮汁，服之即解。

［注释］

①鯸鮧（hóu yí，音同喉宜）鱼：即河豚。

［白话解］

治疗吃河豚中毒的方法

芦根

煮汁饮用即可解毒。

［原文］

（30）蟹目相向，足班目赤者，不可食之。

［白话解］

如果螃蟹的两目相对，足上长有斑纹，且目发红，不可食用。

［原文］

（31）食蟹中毒治之方

紫苏

煮汁，饮之三升。紫苏子捣汁饮之，亦良。

又方：冬瓜汁饮二升，食冬瓜亦可。

［白话解］

治疗吃螃蟹而中毒的方法

紫苏

煮汁，饮用三升。用紫苏子捣汁饮用，效果也好。

还有一方：

饮用冬瓜汁二升，或者直接吃冬瓜也可以。

［原文］

（32）凡蟹未遇霜，多毒，其熟者，乃可食之。蜘蛛落食中，有毒，勿食之。凡蜂、蝇、虫、蚁等多集食上，食之致瘘。

[白话解]

凡是未经霜的螃蟹，多有毒，必须得完全做熟才能食用。蜘蛛落到食物中，会有毒，食物不宜再吃。若见蜜蜂、苍蝇、虫蚁等积聚在食物上，说明食物已经腐败，食用的话会使人生瘘疮。

果实菜果禁忌并治第二十五

[题解]

本篇论述果实菜谷等植物类食品的饮食禁忌以及食物中毒的防治方法。

[原文]

（1）果子生食生疮。

果子落地经宿，虫蚁食之者，人大忌食之。

[白话解]

没有成熟的果子，吃了之后容易生疮。

果子掉落在地上，经过一夜，被虫子蚂蚁等咬过的，人千万不能再吃了。

[原文]

（2）生米停留多日，有损处，食之伤人。

[白话解]

新米存放的时间长了，有发霉或者被虫子咬过的，吃了之后对人身体有害。

[原文]

（3）桃子多食，令人热，仍不得入水浴，令人病淋沥寒热病。

杏酪不熟，伤人。

梅多食，坏人齿。

李不可多食，令人胪胀。

林檎①不可多食，令人百脉弱②。

橘柚多食，令人口爽，不知五味。

梨不可多食，令人寒中。金疮、产妇亦不宜食。

樱桃、杏，多食伤筋骨。

安石榴不可多食，损人肺。

胡桃不可多食，令人动痰饮。

生枣多食，令人热渴气胀，寒热羸瘦者，弥不可食，伤人。

[注释]

①林檎：即苹果。

②百脉弱：百脉闭塞不通。

[白话解]

桃子吃多了会让人发热，吃完桃不能洗澡，否则会使人得寒热持续不退的病。

杏仁的加工品，没有熟的话，吃了对人身体有害。

青梅吃多了，会损害人的牙齿。

李子不能多吃，否则会使人腹胀。

林檎不能多吃，否则会使人百脉闭塞，全身无力。

橘子、柚子吃多了，会使人口舌不能辨别气味。

梨不能多吃，否则令人中焦虚寒。患金疮的人、产妇都不宜吃。

樱桃、杏吃多了，对筋骨不利。

安石榴不能多吃，否则损伤人的肺气。

胡桃不能多吃，否则会引发体内痰饮。

生枣吃多了，会使人感到烦热口渴而且腹胀，寒热消瘦的人，更不能吃，否则伤害身体。

[原文]

（4）食诸果中毒治之方

猪骨_{烧过}

上一味，末之，水服方寸匕。亦治马肝、漏脯等毒。

[白话解]

吃各种果子导致中毒的救治方法为：

将烧过的猪骨这一味药，打成粉末，用水送服一方寸匕。也可以救治因为吃了马肝、漏脯等中毒的。

[原文]

（5）木耳赤色及仰生者，勿食。菌仰卷及赤色者，不可食。

[白话解]

红色的以及卷向上的木耳，不能食用。凡是红色的以及卷向上生的菌类，都不能食用。

[原文]

（6）食诸菌中毒，闷乱欲死，治之方

人粪汁，饮一升；土浆，饮一二升；大豆浓煮汁，饮之。服诸吐利药，并解。

[白话解]

误食菌类中毒，出现烦乱胃脘胀闷难受的厉害的，救治的方法

人粪汁，服用一升；地浆水，服用一二升；大豆煮成浓汁，

饮用。用催吐、导泻的方法，毒也会解。

[原文]

（7）食枫柱菌而哭不止，治之以前方。

[白话解]

误食枫树上长出来的菌类而出现哭（笑）不止的，用上条方法治疗。

[原文]

（8）误食野芋，烦毒欲死，治之以前方。

[白话解]

误食了野芋，出现身中剧毒，危及生命的，用上条方法治疗。

[原文]

（9）蜀椒闭口者有毒，误食之，戟人咽喉，气病欲绝，或吐下白沫，身体痹冷。急治之方

肉桂煎汁饮之。多饮冷水一二升，或食蒜，或饮地浆，或浓煮豉汁饮之，并解。

[白话解]

蜀椒壳闭口不开裂的有毒，误食以后，会刺激人的咽喉，使人气闭欲绝，或者口吐白沫，四肢厥冷，急救治疗的方法

肉桂煎汤饮服，再喝一二升放冷的开水。或吃大蒜，或饮服地浆水，或者豆豉煮成浓汁服用，都可以解毒。

[原文]

（10）正月勿食生葱，令人面生游风。

二月勿食蓼，伤人肾。

三月勿食小蒜，伤人志性。

四月八月勿食胡荽，伤人神。

五月勿食韭，令人乏气力。

五月五日勿食一切生菜，发百病。

六月七月勿食茱萸，伤神气。

八月九月勿食姜，伤人神。

十月勿食椒，损人心，伤心脉。

十一月、十二月勿食薤，令人多涕唾。

四季勿食生葵，令人饮食不化，发百病，非但食中，药中皆不可用，深宜慎之。

［白话解］

正月间不要吃生葱，吃后会使人面部出现红色皮疹。

二月不要吃蓼，吃了容易损害肾阳。

三月不要吃小蒜，吃了会影响人的神志。

四月、八月不要吃香菜，吃了容易伤精神。

五月不要吃韭菜，吃了会使人感到疲乏无力。

五月初五不要吃一切生菜，否则会产生各种疾病。

六月、七月不要吃茱萸，否则伤人神气。

八月、九月不要吃生姜，否则伤人神。

十月不要吃胡椒，否则伤人心脉。

十一月、十二月不要吃薤白，食后使人多痰液。

四时之月不要吃生葵，食后会引起消化不良，引发各种疾病。不仅在食物中，药物中也不能用，应小心谨慎。

［原文］

（11）时病差未健，食生菜，手足必肿。

夜食生菜，不利人。

十月勿食被霜生菜，令人面无光，目涩，心痛，腰疼，或发心疟。疟发时，手足十指爪皆青，困委①。

［注释］

①委：作"萎"，指精神不佳。

［白话解］

外感热病后，脾胃功能尚未健运，吃了生菜会引发手足肿胀。

夜间吃生菜，对身体健康不利。

十月不要吃经霜打的生菜，否则会令人面无光泽，两眼干涩，心痛，腰疼，或者发生心疟病。疟病发作时患者手足十指爪甲出现青紫色，精神也困倦委顿。

［原文］

(12) 葱、韭初生芽者，食之伤人心气。

饮白酒，食生韭，令人病增。

生葱不可共蜜，食之杀人。独颗蒜弥忌。

枣合生葱食之，令人病。

生葱和雄鸡、雉、白犬肉食之，令人七窍经年流血。

食糖蜜后四日内，食生葱、韭，令人心痛。

夜食诸姜、蒜、葱等，伤人心。

［白话解］

葱和韭菜，刚发芽时，吃了以后容易损伤人的心气。

喝白酒，吃生韭菜，会令人病情加重。

生葱不能和蜂蜜一同食用，吃了会有害于人体。独颗蒜更是食用禁忌。

大枣和生葱一同食用，会令人生病。

生葱和公鸡、野鸡、白狗肉一同食用，会令人常年七窍出血。

吃饴糖、蜂蜜以后，在四日内食用生葱、韭菜，会使人心痛。

夜间食用生姜、大蒜、葱等，会损伤人的心气。

[原文]

（13）芜菁根多食，令人气胀。

[白话解]

芜菁根吃多了，会令人腹胀。

[原文]

（14）薤不可共牛肉作羹，食之成瘕病，韭亦然。

[白话解]

薤白不宜和牛肉一起做羹食用，否则食用后容易得瘕积病。韭菜也是这样（不能和牛肉一起做羹）。

[原文]

（15）莼多食，动痔疾。

[白话解]

莼菜吃多了，会引发痔疮这类的疾病。

[原文]

（16）野苣不可同蜜食之，作内痔。

白苣不可共酪同食，必作蜃虫。

[白话解]

野苣不能和蜂蜜一同食用，否则会生内痔。

白苣不能和酪一同食用，否则会导致寄生虫感染。

[原文]

（17）黄瓜食之发热病。

[白话解]

黄瓜吃多了，容易得发热病。

[原文]

（18）葵心不可食，伤人，叶尤冷，黄背赤茎者，勿食之。

[白话解]

葵心不能食用，有害于人体；葵叶更寒，叶背是黄色，茎是红色的，不能食用。

[原文]

（19）胡荽久食之，令人多忘。

病患不可食胡荽及黄花菜。

[白话解]

长期食用香菜，会使人记忆力减退而健忘。

患病的人不能吃香菜和黄花菜。

[原文]

（20）芋不可多食，动病。

[白话解]

芋头不能多吃，容易诱发旧病。

[原文]

（21）妊妇食姜，令子余指。

[白话解]

怀孕的妇人吃姜，生出的孩子会多一根手指。

[原文]

（22）蓼多食，发心痛。蓼和生鱼食之，令人夺气，阴核疼痛。

[白话解]

蓼吃多了，会引发心痛。蓼和生鱼一同食用，会令人脱气，阴囊疼痛。

[原文]

（23）芥菜不可共兔肉食之，成恶邪病。

[白话解]

芥菜不能和兔肉一同食用，否则会得难治的疾病。

[原文]

（24）小蒜多食，伤人心力。

[白话解]

小蒜吃多了，会损伤人的心神。

[原文]

（25）食躁式躁方
豉浓煮汁饮之。

[白话解]

由于进食或者其他引起的烦躁的治疗方法

豆豉浓煮成汁，饮服。

（26）误食钩吻杀人解之方

钩吻与芹菜相似，误食之杀人。解之方《肘后》云：与茱萸食芹相似：

荠苨八两

上一味，水六升，煮取二升，分温二服。钩吻生地傍无他草，其茎有白毛，以此别之。

[白话解]

治疗钩吻中毒伤人的方法

钩吻与芹菜长得相似，如果勿食钩吻会害人性命，解救的方法《肘后方》记载：与茱萸、食芹外形相似：

用六升水，煎煮荠苨，到还剩下两升水的时候，分两次温服。有钩吻生长的地方，不会有其他植物生长，而且钩吻茎上有毛，可以作为与他植物鉴别的方法。

[原文]

（27）治误食水莨菪中毒方

菜中有水莨菪，叶圆而光，有毒。误食之，令人狂乱，状如中风，或吐血。治之方

甘草　煮汁，服之即解。

[白话解]

治疗因误食水莨菪而中毒的方法

有一种叫水莨菪的菜，长得叶圆并且光滑，有毒，如果误食，会使人精神烦乱，好像中风的样子，或者可能吐血。救治的方法

用甘草煮成药汁，服下去就会解。

[原文]

（28）治食芹菜中龙精毒方

春秋二时，龙带精入芹菜中，人偶食之为病。发时手青腹满，痛不可忍，名蛟龙病。治之方

硬糖二三升

上一味，日两度服之，吐出如蜥蜴三五枚，差。

[注释]

龙带精或龙精毒：指虫卵。

[白话解]

治疗因食用芹菜而吃了中虫卵的方法

春秋两季，有虫卵在芹菜中，人偶然把虫卵吃入腹中而的病。发病时手青腹满，疼痛难以忍受，这叫作蛟龙病。救治的方法是用一味硬糖，每日两次服用，能吐出像蜥蜴状的虫子三五条来，病就好了。

[原文]

（29）食苦瓠中毒治之方

黎穰

煮汁，数服之，解。

[白话解]

吃苦瓠中毒的救治方法

黎穰

煮成汁，多次饮服，就可解毒。

[原文]

（30）扁豆，寒热者不可食之。

久食小豆，令人枯燥。

食大豆屑，忌啖猪肉。

[白话解]

有寒热病的人不能吃扁豆。

长时间吃小豆，会令人肌肤干燥。

吃大豆屑末，不能再吃猪肉。

[原文]

（31）大麦久食，令人作癣。

[白话解]

大麦长期食用，使人懈怠乏力。

[原文]

（32）白黍米不可同饴蜜食，亦不可合葵食之。

[白话解]

白黍米不能和饴糖、蜂蜜一同食用，也不能和葵菜一起吃。

[原文]

（33）荞麦面多食之，令人发落。

[白话解]

荞麦面长期食用，会使人须发脱落。

[原文]

（34）盐多食，伤人肺。

［白话解］

吃盐太多，会损伤人的肺气。

[原文]

（35）食冷物，冰人齿。

食热物，勿饮冷水。

［白话解］

吃冷的东西，使人牙齿感到冷痛。

吃热的东西，不要喝冷水。

[原文]

（36）饮酒食生苍耳，令人心痛。

夏月大醉汗流，不得冷水洗着身，及使扇，即成病。

饮酒，大忌灸腹背，令人肠结。

醉后勿饱食，发寒热。

饮酒食猪肉，卧秫稻穰中，则发黄。

食饴，多饮酒，大忌。

凡水及酒，照见人影动者，不可饮之。

［白话解］

饮酒时，吃生苍耳子，会令人心痛。

夏天醉酒后大汗出，不能用冷水洗澡，也不能扇扇子，否则就会立即生病。

饮酒后最忌艾灸腹部和背部，否则会使人胃肠燥结。

醉酒后不宜多吃食物，容易使人发寒热病。

饮酒又吃猪肉，并且睡在稻草中，容易发生黄疸。

吃饴糖，大量饮酒。这是大忌。

凡是饮水和酒，照不见人影动的，不能饮用。

[原文]

（37）醋合酪食之，令人血瘕。

[白话解]

醋与酪一同食用的话，会令人发生血瘕病。

[原文]

（38）食白米粥，勿食生苍耳，成走疰。
食甜粥已，食盐即吐。

[白话解]

吃白米粥时不要吃生苍耳，否则容易得流注。
吃完甜粥，再吃盐，就会发生呕吐。

[注释]

走疰：体虚感受风邪，随西而行，或者外发于肌肤，突然剧烈疼痛，游走无常的病证

[原文]

（39）犀角筋搅饮食，沫出及浇地坟起者，食之杀人。

[白话解]

用犀角制作的筷子搅拌食物，出现白色的粉末，或者把食物倒在地上起白沫的，把这些食物吃了，会毒死人。

[原文]

（40）饮食中毒，烦满，治之方
苦参三两　苦酒一升半
上二味，煮三沸，三上三下，服之，吐食出即瘥。或

以水煮亦得。又方：犀角汤亦佳。

[白话解]

饮食中毒出现心烦胸满症状，救治的方法

是用苦参、苦酒这两味药，煮沸三次。上火三次，下火三次，服用之后，吐出食物，病就好了。或者用水煮也可以。另一种方法：用犀角汤，效果也很好。

[原文]

（41）贪食，食多不消，心腹坚满痛，治之方

盐一升　水三升

上二味，煮令盐消，分三服，当吐出食，便差。

[白话解]

由于贪食，进食过多，食积不消，出现脘腹坚硬，胀满疼痛的，救治的方法

是用盐和水这两味同煮，使盐溶化。分三次服用，吐出食物，就会好了。

[原文]

（42）矾石，生入腹，破人心肝，亦禁水。

[白话解]

生矾石吞入腹中，损伤人的心肝，也不能饮水。

[原文]

（43）商陆，以水服，杀人。

葶苈子傅头疮，药成入脑，杀人。

水银入人耳，及六畜等，皆死。以金银着耳边，水银则吐。

苦楝无子者，杀人。

[白话解]

商陆用水送服，会危及性命。

葶苈子外用可以敷头疮，如果药进入脑，会危及生命。

水银进入人耳或者动物六畜耳内，皆可致死。可取金银在耳边，水银就会出来。

没有籽的苦楝，能毒死人。

[原文]

(44) 凡诸毒，多是假毒以投，无知时，宜煮甘草荠汁饮之，通除诸毒药。

[白话解]

凡是各种中毒，多是在不知不觉中中毒的，可以用甘草荠苨煮汁饮服，可通治各种有毒中药。